これならわかる！

透析看護

～観察・ケア・トラブル対策・支援～

上野透析クリニック看護師長
松岡由美子

監修・著

東京女子医科大学准教授
花房規男

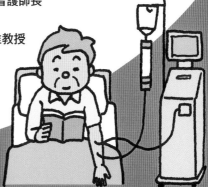

ナツメ社

はじめに

　看護師が勤務する医療分野には、内科、外科、産婦人科、小児科などがあり、病棟や外来での役割を何となくイメージすることができますが、透析室では何をしているのか、イメージしにくい方もおられるのではないでしょうか。

　透析室の看護師は、安全で効率の良い、患者にとって安寧な透析療法ができるよう、医師や臨床工学技士と協働します。また、患者の透析生活を支えるために、家族と連携し、薬剤師、栄養士、理学療法士、ソーシャルワーカー、介護職など多職種との協働も行います。

　透析開始前は、患者の状態をアセスメントし、安全に透析療法が行える状態か判断します。透析中は、患者の不安や苦痛を取り除きつつ、状態変化をとらえて重篤な状態に至ることを回避したり、アクシデントが起きないよう事前に対処したりと、常にベッドサイドで患者と接している看護師は重要な役割を担っています。

　日常の透析業務では、透析機器の操作や除水量の設定、シャントへの穿刺_{せん}や止血などを行います。また、患者自身が自己管理を行えるよう、シャント管理や体重管理、食事療法や薬物療法の支援も行います。透析看護は、透析導入期、透析維持期、終末期によって看護のポイントが異なります。最近では、透析患者の高齢化が進んでおり、透析生活を継続できるよう社会保障・福祉制度の活用も重視され、医療だけでなく介護との連携も重要になっています。

　本書では、腎不全とはどのような状態なのか、なぜ透析療法が必要になるのか、透析中に起こる症状やトラブル、長期透析合併症など腎不全と透析療法の実際、透析患者に必要な支援について、まんがやイラストを加えてわかりやすくまとめています。また、穿刺や透析開始〜終了操作、PPEの着脱手順、フットケアについても画像を使用して解説しています。

　透析室に勤務している看護師だけでなく、外来や病棟に勤務している看護師にも透析医療の理解と透析看護の実践に役立つ内容になっています。透析患者を支える看護師の皆さまにご参考いただければ幸甚に存じます。

上野透析クリニック
松岡由美子

本書の使い方

巻頭まんがでは、新しく透析看護に携わることになったナースと一緒に透析療法の基本が確認できます。各Partの導入まんがは、そのPartで学習する内容やポイントを取り上げています。

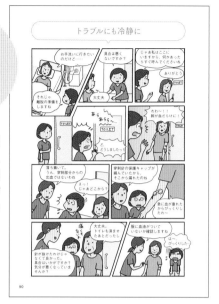

**巻頭まんが
導入まんが**

項目ポイント
この項目で学習する
内容のまとめです。

基本誌面

透析中の観察

透析中は、透析による副作用が出現したり、透析機器の異常や設定ミスなどのトラブルが起こる危険があります。患者の状態を十分に観察するとともに、透析機器の確認を常に行います。

●循環動態の変動を最小限にし、透析に起因する症状の出現を防ぎます。
●透析中のトラブルを防ぎ、安全で安楽な透析療法が行えるよう多職種と協働します。

透析中は、体外循環に伴う循環動態への影響による透析副作用の発生、透析機器の異常や設定・操作ミス、穿刺針の自然・自己抜針、ベッドからの転落など医療事故の危険があります。透析副作用の出現により、患者は苦痛や不安を感じ、ときには透析療法に対する恐怖心を抱いてしまうことがあります。透析副作用を起こさないような透析方法を設定することが重要ですが、発症した場合は即時に対応し、なぜこのような症状が起こったのか、発生を防ぐための対策についてわかりやすく説明し、不安を取り除くことが必要です。また、独力で体位変換できてしまわぬように声をかけたり、何かあったらすぐに対処してくれると患者に安心してもらえるように接することが大切です。

● 透析中の観察ポイント

✓ 患者に変調はないか
✓ ベッドからの転落など、危険はないか
✓ バイタルサインに変動はないか
✓ 穿刺部位の観察、血流量は確保されているか、抜針の危険はないか
✓ 穿刺部位や血液回路のテープ固定によるシャントへの影響、皮膚損傷の危険はないか
✓ 透析用監視装置の確認
✓ ダイアライザ、血液回路内の凝血の有無
✓ ダイアライザ、動静脈チャンバ内の血液の色
✓ 透析液側接続部の色

看護の際に役立つポイントや注意点、語句の解説をセリフやPOINTにまとめてあります。

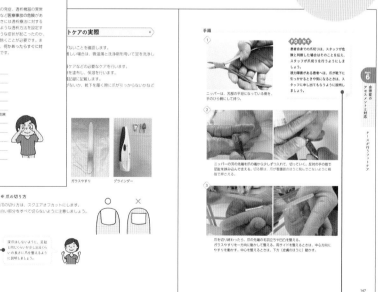

● 本書で掲載している使用機器の設定、薬剤の選択や使用方法、治療・ケア方法は、臨床例をもとに紹介しています。これらは、各医療機関の規定に基づき、医療従事者の責任のもと、個々の患者に適した方法で行われるものであり、その内容に基づいて不測の事故等が発生した場合に対して、編者、監修者、著者、出版社はその責任を負いかねますのでご了承ください。
● 透析機器類につきましては、各医療機関によって使用している機種が違い、また旧型の機器を使用している場合もあります。これらの機器の使用にあたっては、取扱説明書を必ず確認してください。また、薬剤の使用においては、添付文書を必ず確認してください。
● 本書に掲載されている商品の名称は、各社の商標または登録商標です。

これならわかる！
透析看護
もくじ

Part 1 腎臓病の基礎

Part 2 透析療法の基礎

Part 3 バスキュラーアクセスの基礎

Part 4 血液透析療法の観察

Part 5 透析療法中のトラブルと対応

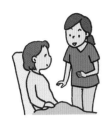

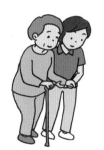

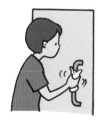

監修者・著者一覧

●監修者

松岡由美子　医療法人財団百葉の会 上野透析クリニック 看護師長
　　　　　　透析看護認定看護師　慢性腎臓病療養指導看護師
花房規男　　東京女子医科大学 血液浄化療法科 准教授

●著者

Part 1、6、コラム
花房規男　　東京女子医科大学 血液浄化療法科 准教授

Part 2、5
村上　淳　　東京女子医科大学 臨床工学部 臨床工学技士長

Part 3
木村　剛　　社会医療法人 医翔会 札幌白石記念病院 血液浄化センター技術室 室長
　　　　　　透析看護認定看護師

Part 4、5、7、8
松岡由美子　医療法人財団百葉の会 上野透析クリニック 看護師長
　　　　　　透析看護認定看護師　慢性腎臓病療養指導看護師

Part 6、9
増田直仁　　東京慈恵会医科大学 葛飾医療センター 内科医局

Part 6
松浦大輔　　日本大学病院 総合診療センター 皮膚科科長職務代行 兼 病棟医長
　　　　　　兼 外来医長 兼 医局長

Part 6
安藤恭代　　医療法人朝霧会 じんの内医院 透析センター 看護師長
　　　　　　腎不全看護認定看護師

Part 9
原嶋美幸　　医療法人社団 豊済会 医療安全・防災対策課主任　臨床工学技士

本書の主な登場人物

広木さん
新たに透析室担当になった新人ナース。好奇心旺盛。

久保さん
透析室の先輩ナース。経験豊富な頼れる先輩。

岩永先生
ベテラン透析医。患者さんや透析室のスタッフからの信頼も厚い。

白瀬さん
臨床工学技士。透析機器に詳しく、トラブルにも冷静に対処する。

Part
1

腎臓病の基礎

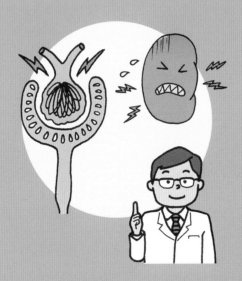

新人ナース、透析看護を担当する

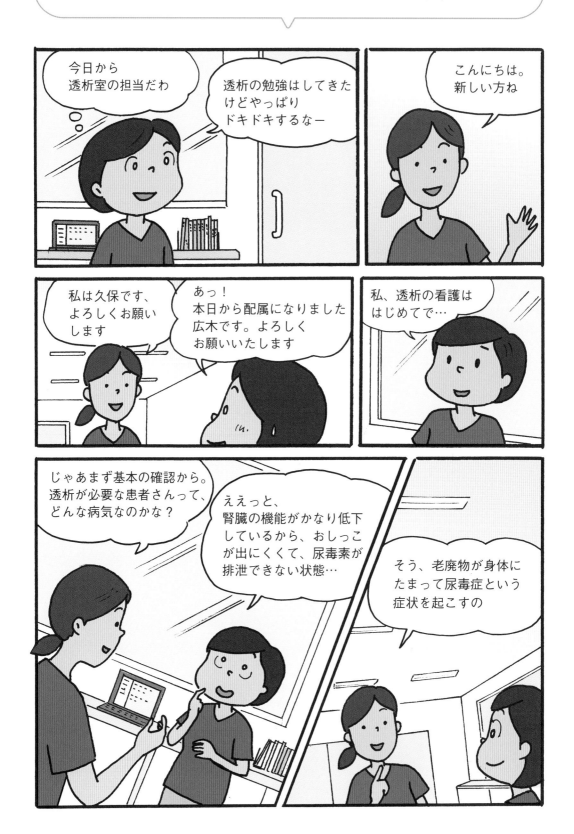

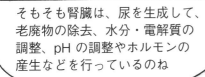

そもそも腎臓は、尿を生成して、老廃物の除去、水分・電解質の調整、pH の調整やホルモンの産生などを行っているのね

ふむふむ

そういえば、糖尿病や高齢の患者さんが多いですね

腎不全の発症リスクが高くなるのよ

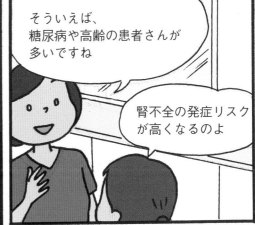

透析療法には、血液透析と腹膜透析があるのは知っている？

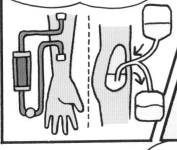

ええと…血液透析は血液を体外のダイアライザに通して体内に戻す方法で、腹膜透析は腹膜内に注入した透析液を数時間後に体外に出す方法で…

それで血液透析は主に医療施設で行って、腹膜透析は主に患者さんの自宅などで行うわね

ふたつの方法のどちらを選択しても、透析は続けなければならないんですよね

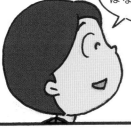

そうね。でも腎移植をして、透析を離脱する患者さんもいますよ

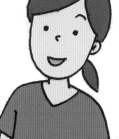

あっそうか。そうなると、腎移植を受ける患者さんのサポートも必要だ…

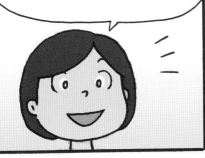

まずは透析を受ける患者さんの状態や疾患、腎代替療法の種類、特徴などについてしっかり押さえていきましょう

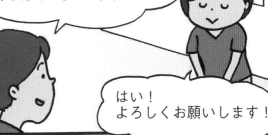

はい！よろしくお願いします！

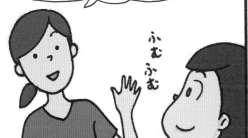

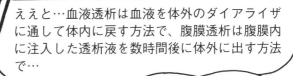

腎臓の構造

腎臓は、いんげん豆の形をした臓器で、多くの血液を心臓から受けています。ネフロンは片側の腎臓に約100万個あり、糸球体で血液が濾過され原尿が作られたのち、尿細管で再吸収・分泌が行われ、最終的に尿が作られます。腎臓に負担がかかると（糸球体内圧上昇、過剰濾過（ろか）（たんぱく））、尿蛋白がみられるようになったり、糸球体が壊れ腎機能が低下します。

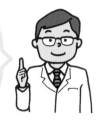

腎臓の位置

腎臓は、腰の部分、脊柱の両側にあって、長径は10cm程度、いんげん豆の形をしています。腎臓には、大動脈から腎動脈を通って血液が流れ込み、腎臓からの血液は腎静脈から下大静脈に流れ込んでいます。腎臓で作られた尿は尿管を通って膀胱（ぼうこう）に流れ込み、尿道から体外に排泄（はいせつ）（排尿）されます。腎臓へは**心拍出量の約20%の血液が流れ込んでいる**ともいわれます。このため、腎臓は血圧や動脈硬化といった**心血管疾患（CVD）と深い関連**があるのです。

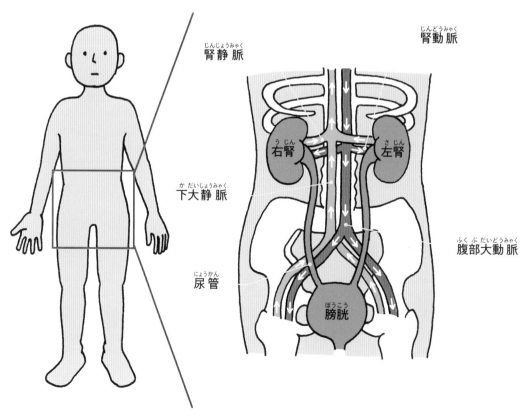

腎静脈（じんじょうみゃく）

腎動脈（じんどうみゃく）

下大静脈（かだいじょうみゃく）

右腎（うじん）　左腎（さじん）

腹部大動脈（ふくぶだいどうみゃく）

尿管（にょうかん）

膀胱（ぼうこう）

ネフロンと糸球体

腎臓の中には、ネフロンと呼ばれる構造がひとつの腎臓に約100万個存在し、尿を作っています。ネフロンは大きく、**糸球体**と呼ばれる部分と、**尿細管**とに分けられます。糸球体の中には毛細血管が文字通り「糸の球」のような形で存在しています。その糸球体を包み込んでいるのがボウマン嚢です。糸球体では、血液が濾過され原尿が産生されます。糸球体へ流れ込む血管は輸入細動脈、糸球体から流れ出る血管は輸出細動脈と呼ばれ、収縮・拡張することで糸球体に流れる血液の量や、糸球体で濾過される量（**糸球体濾過量**）、つまり原尿の量が調節されています。

様々な原因で腎臓が障害されると、糸球体濾過量が低下していきます。

POINT

輸入細動脈と輸出細動脈とが収縮・拡張して、血液量や糸球体濾過量が調節されます。

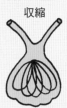 収縮　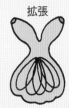 拡張

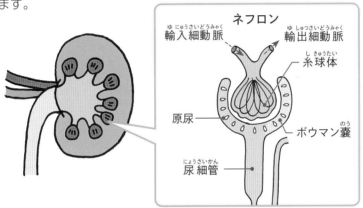

ネフロン
輸入細動脈　輸出細動脈
糸球体
原尿
ボウマン嚢
尿細管

尿細管

原尿は、その後尿細管で再吸収と分泌を受け、最終的に尿となります。原尿は1日あたり100〜150L程度で、1日あたりの尿量は1.5L程度なので、**99%以上の原尿**が尿細管で再吸収を受けています。尿細管は近位尿細管・遠位尿細管・集合管に主に分けられます。尿細管各部における再吸収・分泌を見ると、それぞれの部分で異なった作用を持っていることがわかります。

◈ 尿細管再吸収・分泌物質

			水	ナトリウム	カリウム	H+	塩素	HCO3-	アミノ酸・ブドウ糖	BUN
近位尿細管	近位曲尿細管	PCT	再吸収(等張性)	再吸収		分泌	再吸収	再吸収	再吸収	
	近位直尿細管	PST								
Henleループ	細い下行脚	DTL	再吸収	再吸収						流入
	細い上行脚	ATL	不透過	再吸収			再吸収			やや流入
	髄質部太い上行脚	MTAL	不透過	再吸収	(再吸収循環)		再吸収			
	皮質部太い上行脚	CTAL								
遠位尿細管	遠位曲尿細管	DCT		再吸収	分泌					
	接合尿細管	CNT		再吸収		分泌		再吸収		
集合管	皮質部集合管	CCT	再吸収	再吸収	分泌	分泌	再吸収			
	髄質外層集合管	OMCD				分泌				
	髄質内層集合管	IMCD	再吸収							再吸収

糸球体内圧を抑える

　糸球体腎炎などで、糸球体の機能が破綻すると、血尿・蛋白尿といった検尿異常がみられるようになります。蛋白尿の量は、糸球体の中の圧力（糸球体内圧）の上昇がきっかけになることも多く、糸球体内圧の上昇は、糸球体濾過量の増加をもたらします（**過剰濾過**）。過剰濾過は蛋白尿の原因となるだけではなく、長期間続くと糸球体が壊れてしまい（全節性硬化と呼ばれます）、腎機能の低下につながります。このため、糸球体の中の圧力が高くなりすぎないようにすることが腎機能を維持するためには必要です。

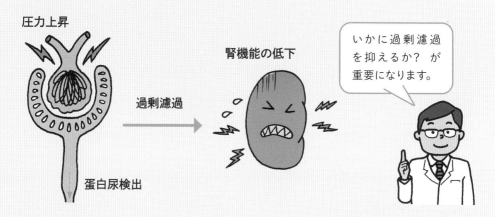

圧力上昇

腎機能の低下

過剰濾過

蛋白尿検出

いかに過剰濾過を抑えるか？　が重要になります。

　糸球体内圧が上昇する理由としては、全身の高血圧と輸入・輸出細動脈の収縮・拡張が大きく関与しています。後者について、例えば、たんぱく質をたくさん摂取すると輸入細動脈が拡張し、アンジオテンシンⅡというホルモンが作用すると輸出細動脈が収縮し、いずれも糸球体の中の圧力が上昇します。このため、慢性腎臓病では、アンジオテンシンⅡの作用を抑える降圧薬（レニン・アンジオテンシン系阻害薬）や、**たんぱく質の制限**が行われるのです。

◆ レニン・アンジオテンシン系阻害薬の効果例

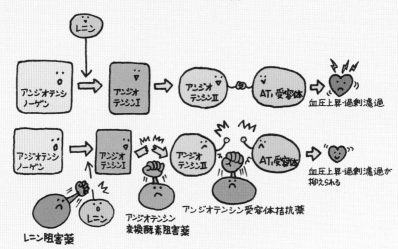

腎臓の機能

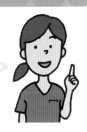

腎臓には、大きく尿を作る機能と、ホルモンを作る機能があります。尿を作ることで、過剰な水・電解質、老廃物を排泄するとともに、酸を排泄して酸塩基平衡を維持するという働きを持っています。

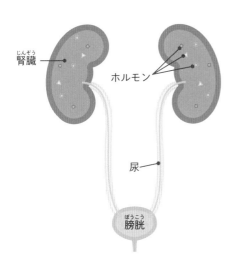

腎臓

ホルモン

尿

膀胱

尿を作る
- 水の排泄
- 電解質の排泄
- 老廃物の排泄

ホルモンを作る
- エリスロポエチン
- レニン
- ビタミンD活性化

尿を作る

水の排泄

　水の排泄は、尿として様々な電解質、尿毒素などを溶かして排泄するためにも重要ですが、**飲んだ水や食事中の水を排泄する**ためにも重要です。水をどれだけ排泄するかは、薄い尿（希釈尿）で水を出したり、濃い尿（濃縮尿）で排泄される水の量を少なくしたりすることで、調整を行っています。バソプレシン（抗利尿ホルモン）が腎臓での水の排泄を調整しています。

POINT

心不全などで最近広く使われるトルバプタンという利尿薬は、バソプレシンの作用を抑え、水の排泄を促進させることで尿量を増やします。心不全で溢水（水が体内に過剰に溜まっていること）があって、低ナトリウム（Na）血症になっているような場合に、身体の中の過剰な水が排泄されるため、溢水の改善、低ナトリウム血症の改善がもたらされます。トルバプタンが心不全や低ナトリウム血症を改善させることからも、適切に水が腎臓から排泄されることが、体液量の維持に大切であることがわかります。

ナトリウムの排泄

　排泄される電解質で最も重要なのは、**ナトリウム**です。ナトリウムは細胞外液に多く含まれる電解質であるため、ナトリウムが身体の中に増えると、細胞外液が増加し、高血圧やむくみ、心不全、肺うっ血の原因となります。

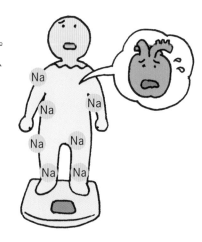

　ナトリウムの排泄にはいくつかのホルモンが関わっています。交感神経、ANP/BNPなどのナトリウム利尿ペプチド、レニン・アンジオテンシン・アルドステロン（RAA）系などが主なホルモンです。交感神経とRAA系はナトリウム排泄を抑制し、ANP/BNPはナトリウム排泄を促進します。また血圧自体もナトリウムの排泄を促進します（圧利尿）。

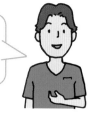

> フロセミド、サイアザイドなど多くの利尿薬は、腎臓からのナトリウムの排泄を促進させる薬です。

カリウム（K）、リン（P）の排泄

　カリウム、リンは食品に含まれ、いずれも正常な身体の機能の維持には必須ですが、過剰なカリウム、リンは腎臓から排泄されます。このため、腎機能の低下時には、高カリウム血症、高リン血症がみられやすくなります。高リン血症は、**副甲状腺ホルモンの分泌刺激**ともなり、慢性腎臓病における骨・ミネラル代謝異常において重要な治療介入対象となります。

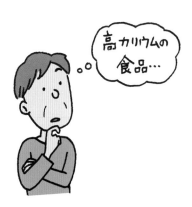

酸の排泄

　食事から摂取された三大栄養素や、身体の中で代謝されたたんぱく質、脂質、糖質からは、様々な酸が産生されます。最も多く作られる酸は、炭酸（CO_2、二酸化炭素）で、これは肺から排泄されます。一方、食品中のたんぱく質や身体の蛋白が代謝されると、硫酸などの酸が作られます。こうした酸は不揮発酸と呼ばれ、腎臓から排泄されます。このため、腎機能が障害されると、酸の蓄積から**代謝性アシドーシス**（身体が酸性に傾こうとしている状態）の原因となります。また、糸球体では大量の重炭酸イオン（HCO_3^-）も濾過（ろか）されていますが、これを炭酸脱水酵素の作用で、身体の中に再吸収することによっても、代謝性アシドーシスを防いでいます。

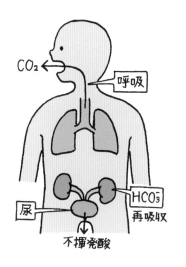

老廃物の排泄

　老廃物の排泄も腎臓の重要な働きです。様々な老廃物が腎臓から排泄されますが、重要なのは、たんぱく質の代謝産物で、尿素や**クレアチニン**（筋肉を動かすエネルギー源の消費後にできる老廃物）などの窒素を含んだ分子です。また、腸内細菌が作るインドキシル硫酸、p-クレシル硫酸なども重要な尿毒素です。さらに、β_2-ミクログロブリン（β_2MG）やインスリンなどの小さな蛋白質の排泄・分解も腎臓は担っています。腎臓から排泄される尿毒素には多くの種類があることが知られています。

　また、薬の成分の中にも、腎臓から排泄されるものがあります。こうした薬は、**腎機能が低下した患者では投与量を調整する必要**があります。

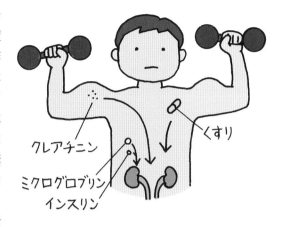

クレアチニン

ミクログロブリン

インスリン

くすり

ホルモンを作る

　腎臓が持つもうひとつの重要な機能は、ホルモンを作る機能です。腎臓で作られるホルモンで重要なのが、**エリスロポエチン**と**レニン**です。また、ビタミンDの活性化も行われています。

ホルモン	働き
エリスロポエチン	骨髄で赤血球を作る指令となり、貧血の改善につながります。腎不全ではエリスロポエチンの作用が低下するため、腎性貧血の原因となります。
レニン	アンジオテンシンの活性化から血圧を上昇させるとともに、アルドステロンの作用でナトリウムを身体にためます。
ビタミンD活性化	血清カルシウム値の維持や、副甲状腺ホルモンの分泌調整に重要です。

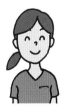

レニンの働きについては、P12も参考にしてください。

腎疾患と腎代替療法

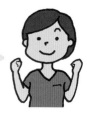

透析が必要となる腎疾患は、大きくふたつに分けられます。短時間で腎機能が低下する急性腎障害（急性腎不全）と、長い時間をかけて徐々に腎機能が低下する慢性腎不全（慢性腎臓病）です。

慢性腎不全の原因疾患

透析患者の腎不全の原因（原疾患）の年次推移を図に示します。現在最も多い疾患は糖尿病性腎症です。糖尿病性腎症は、糖尿病の微小血管障害によって、腎機能が低下するものです。大量の尿蛋白を認める患者が多く、体液過剰・溢水が透析導入理由となる患者が多くみられます。また、最近増えているのが腎硬化症です。これは、動脈硬化が原因で腎機能が低下するもので、高齢者に多いという特徴があります。糖尿病性腎症・腎硬化症とも、全身の血管障害が認められやすく、**心血管合併症のリスクが高い**ことが問題となっています。

IgA腎症をはじめとする慢性腎炎による腎不全は近年減少傾向にあります。早期の発見、治療の選択肢の増加などが理由として挙げられます。遺伝性の多発性嚢胞腎も腎不全の原因疾患として重要な疾患です。

また、小児の患者では、腎臓・尿路の形成異常（先天性腎尿路異常：CAKUT）が腎不全の原因として最も多い疾患です。

◈ **透析患者の腎不全の原因（原疾患）の年次推移**

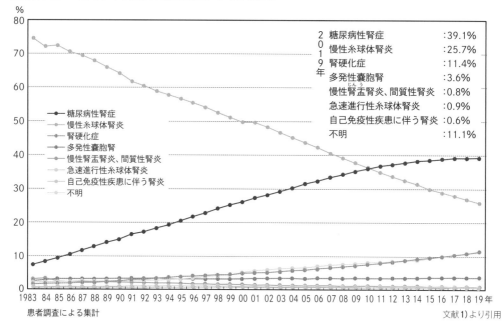

患者調査による集計

文献1)より引用

慢性腎臓病

　慢性腎臓病(Chronic Kidney Disease：CKD)は、下に示すような定義があります。慢性に進行する、腎機能の低下あるいは蛋白尿などの異常がみられる状態ということになります。

◆ **慢性腎臓病の定義　CKD診療ガイド（日本腎臓学会　2007より）**

> ①尿異常、画像診断、血液、病理で腎障害の存在が明らか
> 　─特に蛋白尿の存在が重要─
> ②GFR＜60 mL/min/1.73 m^2
> ①、②のいずれか、または両方が3カ月以上持続する
> GFR：glomerular filtration rate、糸球体濾過量

　腎機能の指標としては糸球体濾過量（GFR）が使われますが、通常は、クレアチニン、年齢、性別から計算される推算糸球体濾過量(estimated glomerular filtration rate：eGFR;estimatedは、推定の、という意味)が用いられ、eGFR＜60 mL/min/1.73m^{2}未満が3カ月以上継続する場合に、CKDと診断されます。eGFRと尿蛋白(糖尿病性腎症の場合には、尿中アルブミン量)の量から、**慢性腎臓病の重症度**が決められています。

◆ **慢性腎臓病の重症度分類**

原疾患	尿蛋白区分		A1	A2	A3
糖尿病	尿アルブミン定量 (mg/日)		正常	微量 アルブミン尿	顕性 アルブミン尿
	尿アルブミン/Cr 比 (mg/gCr)		30未満	30〜299	300以上
高血圧　腎炎 多発性嚢胞腎 移植腎　不明 その他	尿蛋白定量 (g/日)		正常	軽度蛋白尿	高度蛋白尿
	尿蛋白/Cr 比 (g/gCr)		0.15未満	0.15〜0.49	0.50以上
GFR 区分 (mL/min/ 1.73 m²)	G1	正常又は高値	＞90		
	G2	正常又は軽度低下	60〜89		
	G3a	軽度〜中等度低下	45〜59		
	G3b	中等度〜高度低下	30〜44		
	G4	高度低下	15〜29		
	G5	末期腎不全 (ESKD)	＜15		

重症度のステージはGFR区分と尿蛋白区分を併せて評価する。
重症度は原疾患・GFR 区分・尿蛋白区分を併せたステージにより評価する。CKD の重症度は死亡、末期腎不全、心血管死亡発症のリスクを　　　　のステージを基準に、　　　　　　　　　　の順にステージが上昇するほどリスクは上昇する。
（KDIGO CKD guideline2012を日本人用に改変）

文献3)を参考に作成

慢性腎臓病が重要な理由

1. 患者数が多い
2. 末期腎不全（糖尿病や移植などの腎代替療法が必要な状態）や、心血管疾患の原因となる
3. 原因によらず、同一の対応がとられる
4. 早期に介入すれば、腎機能の低下が抑えられる可能性がある

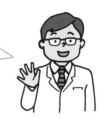

慢性腎臓病の患者数は多く、全人口では約13％に上るという推定もあります。

慢性腎臓病の影響

　下図は、経時的な腎機能の推移です。腎疾患を持たない場合にも、腎機能は徐々に低下することが知られています。しかし、慢性腎臓病を持っている場合には、腎機能の低下速度が速く、最終的に末期腎不全に至る可能性があります。このため、慢性腎臓病では、こうした**腎機能の低下速度をいかに遅くするか**が重要です。

　腎不全の原疾患である糖尿病や高血圧は、腎臓とともに心臓や血管に影響を与えます。また腎不全そのものやその合併症も、心臓や血管に悪影響をもたらします。例えば、腎性貧血は心負荷を増加させますし、慢性腎臓病に伴う骨・ミネラル代謝異常は、血管石灰化や心臓の弁の石灰化を起こします。こうした様々な要因が、心血管疾患の原因として知られています。末期腎不全の予防および心血管疾患の予防のため、早期に慢性腎臓病を発見し、対策をとることが求められます。

◈ 経時的な腎機能の推移

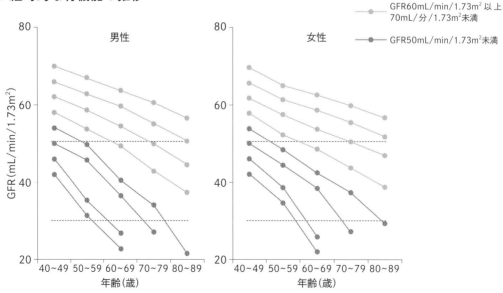

文献3）より引用

慢性腎臓病の対策

◆ 慢性腎臓病の様々な具体策

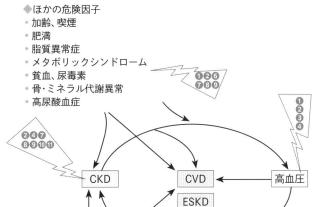

◆ほかの危険因子
・加齢、喫煙
・肥満
・脂質異常症
・メタボリックシンドローム
・貧血、尿毒素
・骨・ミネラル代謝異常
・高尿酸血症

❶生活習慣の改善
❷食事指導
❸高血圧治療
❹尿蛋白、尿中アルブミンの減少
❺糖尿病の治療
❻脂質異常症の治療
❼貧血に対する治療
❽骨・ミネラル代謝異常に
　対する治療
❾高尿酸血症に対する治療
❿尿毒症毒素に対する治療
⓫CKDの原因に対する治療

文献3)を参考に作成

生活習慣の改善

　肥満や喫煙などの生活習慣は、腎疾患の進展に関連するだけではなく、心血管疾患の原因ともなります。さらに、慢性腎臓病の原因として重要な**高血圧**、**糖尿病**に対しても影響があります。このため、こうした生活習慣への介入が、慢性腎臓病の治療では重要な対策となります。

食事指導

　高血圧と関連が深い食塩摂取、また肥満や脂質異常症などに対する**食事療法**が行われるほか、表に示すように十分なエネルギーを摂取すること、たんぱく質を過剰に摂取しないこと、カリウム、リンの対策が行われます。たんぱく質の過剰摂取は**腎機能の低下、尿毒素の蓄積**につながる可能性があります。一方、エネルギー不足は、栄養状態の悪化、異化の亢進につながります。カリウムとリンは、低たんぱく質食では摂取量が抑えられます。しかし、高カリウム血症や高リン血症の原因が食事であれば、**カリウム、リンの制限**が行われます。

◆ 慢性腎臓病のステージによる食事療法基準

ステージ(GFR)	エネルギー (kcal/kgBW/日)	たんぱく質 (g /kgBW/日)	食塩 (g /日)	カリウム (mg/日)
ステージ 1 (GFR ≧ 90)		過剰な摂取をしない		制限なし
ステージ 2 (GFR60〜89)		過剰な摂取をしない		制限なし
ステージ 3 a (GFR45〜59)	25〜35	0.8〜1.0	3 ≦ ＜ 6	制限なし
ステージ 3 b (GFR30〜44)		0.6〜0.8		≦2,000
ステージ 4 (GFR15〜29)		0.6〜0.8		≦1,500
ステージ 5 (GFR ＜15)		0.6〜0.8		≦1,500
5 D (透析療法中)		別表		

注）エネルギーや栄養素は、適正な量を設定するために、合併する疾患（糖尿病、肥満など）のガイドラインなどを参照して病態に応じて調整する。性別、年齢、身体活動度などにより異なる。
注）体重は基本的に標準体重（BMI ＝ 22）を用いる。　　　　　　　　　　　文献4)より引用

高血圧治療

慢性腎臓病対策の中心となるのが、高血圧の治療です。高血圧は、過剰濾過や糸球体硬化を通じて、腎機能低下の原因となるからです。原疾患、尿蛋白の有無によって、降圧薬の種類、また目標値が設定されてい

◆ **降圧薬の種類と目標値**

C区分	尿蛋白なし(A1)	尿蛋白あり(A2、3)
糖尿病合併慢性腎臓病	<130/80mmHg RAS阻害薬	<130/80mmHg RAS阻害薬
糖尿病非合併慢性腎臓病	<140/90mmHg RAS阻害薬、Ca拮抗薬、利尿薬	<130/80mmHg RAS阻害薬

ます。糖尿病性腎症の患者や尿蛋白を多く認める患者では、レニン・アンジオテンシン系阻害薬（RAS阻害薬）が使われますが、高カリウム血症の原因や、脱水による腎機能悪化の原因ともなるため注意が必要です。

尿蛋白・尿中アルブミンの減少

尿蛋白がみられる場合には、糸球体で過剰濾過が起きている可能性があります。このため、尿蛋白を指標にして降圧薬、特にレニン・アンジオテンシン系阻害薬を内服することは、過剰濾過の抑制、ひいては腎機能の維持につながります。また、尿蛋白自体が腎障害の原因となる可能性も示唆されています。尿蛋白を減らすことは、腎機能障害に対する治療の指標となるだけではなく、**腎機能障害の原因治療**としての意味も持っています。

糖尿病の治療

糖尿病では、ヘモグロビンA1cが血糖値のコントロールの指標となります。A1cを基準として、**7％未満**にコントロールすることで、糖尿病性腎症を含む合併症のリスクが低下することが示されています。

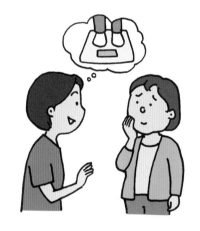

脂質異常症の治療

脂質異常症は、心血管疾患のリスクとなるだけではなく、**腎機能低下の進展**と関連することが示唆されています。脂質異常症がみられる場合には、治療の対象となります。

腎性貧血に対する治療

腎性貧血は、腎機能の低下に従ってその頻度が増加します。主に**エリスロポエチンの作用不足**と、**鉄欠乏**のふたつが重要な原因となります（⇒P128）。

一方、ヘモグロビンを13g/dL以上に正常化したいくつかの臨床試験では、むしろ合併症が増加したという結果も得られていて、日本透析医学会のガイドラインでは、保存時腎不全患者では、ヘモグロビンの目標値を11～13 g/dLに維持することとしています。鉄欠乏の場合は鉄の補充も行われます。

骨・ミネラル代謝異常に対する治療

　腎機能が低下すると、**リンの排泄が低下**します。その結果、身体の中にリンが蓄積し、血管・心臓の弁の石灰化や副甲状腺機能亢進症、腎性骨症がみられます。リンのコントロールや、ビタミンDの投与が行われます（⇒P130）。

高尿酸血症

　尿酸値は、腎機能の低下によって上昇するほか、高尿酸血症は腎機能の悪化・心血管疾患の発生と関連する可能性があります。このため、**尿酸値を適切にコントロール**することが求められています。

尿毒素に対する治療

　食事中のたんぱく質から、腸内細菌によってインドキシル硫酸やp-クレシル硫酸といった尿毒素が作られます。これらの尿毒素は**尿毒症の原因**となるほか、腎機能の悪化、心血管疾患の原因とも考えられています。球形活性炭を内服して、尿毒素を吸着除去します。

慢性腎臓病の原因疾患に対する治療

　慢性腎臓病の原因疾患に対しても治療は必要です。慢性糸球体腎炎に対する治療、多発性嚢胞腎に対するトルバプタン治療などがあります。

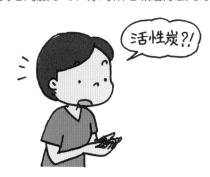

活性炭⁈

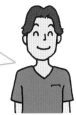

トルバプタンは、バソプレシンの作用を抑えることで多発性嚢胞腎の腎臓の容積増加と腎機能低下を抑制する働きがあります。

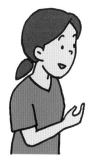
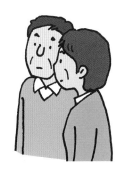

　このように慢性腎臓病では、様々な合併症や原因に対して多面的、多職種により介入が行われます。いずれも**腎機能低下の抑制、心血管疾患の予防**が目標となります。

　一方、腎機能の低下の速度、年齢、合併症・原疾患から、末期腎不全に至る可能性が高い場合には、しかるべきタイミングで腎代替療法について、治療の内容、利点・欠点といった情報を提供し、患者・家族、医療者との間で、治療法の選択について**ともに決定していく**（Shared Decision Making：SDM）ことが必要です。

末期腎不全

慢性腎臓病から末期腎不全へ

慢性腎臓病では、腎機能が低下し量・質ともに体液のバランスが取れなくなると、様々な症状がみられるようになります。内科的な対策で症状がコントロールできない場合は、**末期腎不全**と呼ばれ、腎代替療法（透析・腎移植）が必要となります。

わが国では1991年に公表された透析開始の基準で既に、腎機能、腎不全による症状、日常生活の障害の程度を総合的に評価して透析が始められています。

透析患者の年齢別の内訳の推移を見ると、高齢者が増えてきています。高齢者は筋肉量が少なく、腎機能が低下していてもクレアチニンは上昇しませんが、ほかの尿毒症症状がみられる場合には腎代替療法を開始しなければなりません。

◆ 透析開始の基準（1991年）
60点以上の場合透析開始を考慮する

Ⅰ. 臨床症状
　1. 体液貯留（全身性浮腫、高度の低蛋白血症、肺水腫）
　2. 体液異常（管理不能の電解質・酸塩基平衡異常）
　3. 消化器症状（悪心、嘔吐、食思不振、下痢など）
　4. 循環器症状（重篤な高血圧、心不全、心包炎）
　5. 神経症状（中枢・末梢神経障害、精神障害）
　6. 血液異常（高度の貧血症状、出血傾向）
　7. 視力障害（尿毒症性網膜症、糖尿病性網膜症）
　これら1〜7小項目のうち3箇以上のものを高度（30点）、2箇を中等度（20点）、1箇を軽度（10点）とする

Ⅱ. 腎機能

血清クレアチニン（mg/dL） （クレアチニンクリアランス mL/min）	点数
8以上（10未満）	30
5〜8未満（10〜20未満）	20
3〜5未満（20〜30未満）	10

Ⅲ. 日常生活障害度
　尿毒症症状のため起床できないものを高度（30点）、日常生活が著しく制限されるものを中等度（20点）、通勤、通学あるいは家庭内労働が困難となった場合を軽度（10点）

Ⅳ. 年少者（10歳未満）、高齢者（65歳以上）、全身性血管合併症のあるものについては、10点を加算

◆ 年齢別の透析患者推移

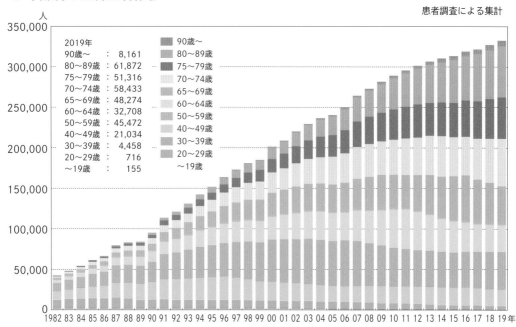

患者調査による集計

2019年
90歳〜　　　：　8,161
80〜89歳　：61,872
75〜79歳　：51,316
70〜74歳　：58,433
65〜69歳　：48,274
60〜64歳　：32,708
50〜59歳　：45,472
40〜49歳　：21,034
30〜39歳　：　4,458
20〜29歳　：　　716
〜19歳　　：　　155

文献1）より引用

透析患者の特徴

　こうした問題点から、2013年に、日本透析医学会は血液透析のガイドラインを作成し、GFRをもとにした基準を示しました。透析を開始したときに、うっ血性心不全や治療抵抗性の浮腫、急速な腎機能の悪化がみられた患者で予後が悪かったとされ、**溢水で透析開始となった患者**では、特に注意していく必要があります。

　日本透析医学会は、毎年年末に全国の透析施設にお願いして、患者の調査を行っています。透析患者は高齢化しており、**糖尿病性腎症・腎硬化症の患者が増加**しています。また、透析歴が長い患者、腎不全による合併症、低栄養状態・消耗状態がみられる患者も増えてきています。こうした患者は、若い患者とは異なって栄養状態をいかに維持するか、生活の質（QOL）をいかに維持するかが特に重要です。

◈ **2013年版の血液透析開始基準**

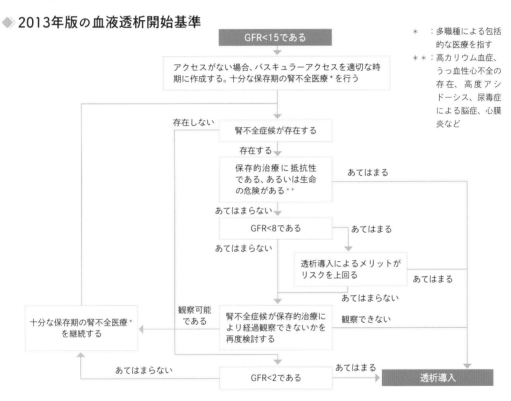

◈ **患者背景を考慮した透析治療**

	元気な透析患者	フレイルな透析患者
年齢	若年	高齢
原疾患	糸球体腎炎	腎硬化症
BMI、体重増加	多い	少ない
食欲	旺盛	不振
身体活動度	高い	低い
勤務状況	就労	退職
透析時間	夜間	昼間
通院	自立	介助・送迎
QOL	高い	低い
合併症	なし	複数あり（CVD、がん、炎症）
BUN、Cre、リン、カリウム	高い	低い
対策	従来型の管理　過栄養対策	新たな管理　低栄養対策

急性の腎障害

　慢性に腎機能が低下する状態以外に、様々な原因で急に腎機能が低下する場合もあります。こうした病態を急性腎障害と呼びます。

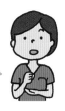

　従来、急性腎不全と呼ばれていましたが、クレアチニンがわずかでも上昇すると生命予後が悪化すること、早期発見によって予後が改善する可能性があること、ほかの臓器障害と関連があることなどから、急性腎障害という概念で統一されてきています。

◆ 急性腎障害の重症度分類

ステージ	クレアチニン	尿量
1	1.5～1.9倍（基礎値の）クレアチニン0.3mg/dL以上の増加	0.5mL/kg/時未満 6～12時間
2	2.0～2.9倍（基礎値の）	0.5mL/kg/時未満 12時間以上
3	3.0倍以上（基礎値の）クレアチニン4.0mg/dL以上 腎代替療法の開始 eGFR<35mL/min/1.73m² （18歳未満）	0.3mL/kg/時未満 24時間以上 無尿　12時間以上

※いずれも「または」

◆ 急性腎不全における透析療法の基準

カテゴリー	具体的な値
代謝異常	
高窒素血症	BUN>100mg/dL
尿毒症状	脳症、心膜炎、出血傾向
高カリウム(K)血症	K≧6mEq/Lや心電図異常
高マグネシウム(Mg)血症	Mg≧4mEq/L、無尿、深部腱反射消失
アシドーシス	pH≦7.15
尿量の減少	乏尿<200mL/12hあるいは無尿
体液過剰	AKIが存在する状態での、利尿剤に反応しない臓器浮腫（肺水腫など）

　急性腎障害の重症度では、**クレアチニンの変化、尿量の変化**が重要です。

　急性腎不全では、緊急に対応が必要か、その原因は何かを見極めることが大切です。表に示すような緊急の状態がある場合、透析を行う必要があります。急性腎障害の原因は、腎臓への血流量が低下する腎前性、腎臓自体の障害である腎性、尿路の通過障害がある腎後性に分けられます。腎後性は超音波検査で水腎症の有無を評価します。一方、腎前性と腎性では、右の表に示されるような検査を行って鑑別します。

　腎前性では、主に輸液によって血流を改善しますし、腎後性では腎瘻（じんろう）・尿管ステントなどで尿の流出を確保します。腎性では腎機能を良くする治療法は残念ながらありません。脱水や腎臓を障害する薬剤・造影剤を避けることが主な対策となります。

◆ 腎前性、腎性急性腎不全の鑑別

	腎前性	腎性
尿沈渣	正常	各種円柱
尿中ナトリウム濃度(mEq/L)	<20	>40
ナトリウム排泄分画 (FENa)(%)	<0.1～1%	>1%
尿素排泄分画 (FEUN) (%)	<35%	>35%

$$FENa=\frac{\frac{尿中ナトリウム濃度}{血清ナトリウム濃度}}{\frac{尿中クレアチニン濃度}{血清クレアチニン濃度}}\times100(\%)$$

$$FEUN=\frac{\frac{尿中尿素窒素濃度}{血液尿素窒素濃度}}{\frac{尿中クレアチニン濃度}{血清クレアチニン濃度}}\times100(\%)$$

腎代替療法

　末期腎不全では、腎機能を肩代わりする治療法、腎代替療法が必要となります。腎代替療法は**透析療法**と**腎移植**とに分けられ、さらに透析療法は血液透析、腹膜透析とに分けられ、腎移植は生体腎移植と献腎移植とに分けられます。それぞれの特徴は表の通りです。

◆ 腎代替療法の種類

透析療法

血液透析　　　　腹膜透析

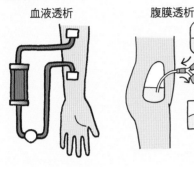

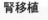

腎移植

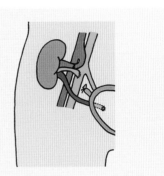

◆ 各治療法の特徴

	血液透析	腹膜透析	腎移植
腎機能	悪いまま（貧血・骨代謝異常・アミロイド沈着・動脈硬化・低栄養などの問題は十分な解決ができない）		かなり正常に近い
必要な薬剤	慢性腎不全の諸問題に対する薬剤（貧血・骨代謝異常・高血圧など）		免疫抑制薬とその副作用に対する薬剤
生命予後	移植に比べ悪い		優れている
心筋梗塞・心不全・脳梗塞の合併	多い		透析に比べ少ない
生活の質	移植に比べ悪い		優れている
生活の制約	多い（週3、1回4時間程度の通院治療）	やや多い（透析液交換・装置のセットアップの手間）	ほとんど無い
社会復帰率	低い		高い
食事・飲水の制限	多い（蛋白・水・塩分・カリウム・リン）	やや多い（水・塩分・リン）	少ない
手術の内容	バスキュラーアクセス（シャント）（手術・局所麻酔）	腹膜透析カテーテル挿入（中規模手術）	腎移植術（大規模手術・全身麻酔）
通院回数	週に3回	月に1〜2回程度	移植後1年以降は月に1回

	血液透析	腹膜透析	腎移植
旅行・出張	制限あり（通院透析施設の確保）	制限あり（透析液・装置の準備）	自由
スポーツ	自由	腹圧がかからないように	移植部保護以外自由
妊娠・出産	困難を伴う	困難を伴う	腎機能良好なら可能
感染の注意	必要	やや必要	重要
入浴	透析後はシャワーが望ましい	腹膜カテーテルの保護必要	問題ない
そのほかのメリット	医学的ケアが常に提供される、もっとも日本で実績のある治療方法	血液透析に比べて自由度が高い	透析による束縛からの精神的・肉体的解放
そのほかのデメリット	バスキュラーアクセスの問題（閉塞・感染・出血・穿刺痛・バスキュラーアクセス作製困難）除水による血圧低下	腹部症状（腹が張る等）カテーテル感染・異常腹膜炎の可能性蛋白の透析液への喪失腹膜の透析膜としての寿命がある（10年くらい）	免疫抑制薬の副作用拒絶反応などによる腎機能障害・再透析導入の可能性移植腎喪失への不安

文献5)を参考に作成

参考文献 1)日本透析医学会統計調査委員会:わが国の慢性透析療法の現況(2019年12月31日現在).日本透析医学会雑誌、53巻12号、2020年、583、588、590. 2)日本腎臓学会編:CKD 診療ガイド.株式会社東京医学社、2007年、12. 3)日本腎臓学会編:CKD 診療ガイド2012.株式会社東京医学社、2012年、3,33,50. 4)日本腎臓学会編:慢性腎臓病に対する食事療法基準2014年版.2014年、2. 5)日本腎臓学会他:腎不全 治療選択とその実際 2021年版.日本腎臓学会、2021年、11-12. 6)日本移植学会編:ファクトブック 2020.日本移植学会、2020年、34.

治療法の内訳

わが国では、多くの患者が透析施設で血液透析・血液透析濾過を受けています。このうちで、**血液透析濾過を受ける患者が増加して**おり、2019年末には42.0%となっています。自宅に透析装置を設置して血液透析を行う在宅血液透析は徐々に増加してきているものの、依然0.2%にとどまっています。

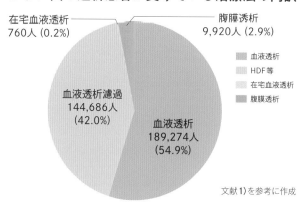

◈ **わが国の透析患者が受けている治療法の内訳**

在宅血液透析
760人 (0.2%)

腹膜透析
9,920人 (2.9%)

血液透析濾過
144,686人
(42.0%)

血液透析
189,274人
(54.9%)

- ▨ 血液透析
- ▨ HDF等
- ▨ 在宅血液透析
- ▨ 腹膜透析

文献1)を参考に作成

一方、腹膜透析も自宅で行う治療法です。CAPDとAPDとに分けられ、患者数は最近徐々に増加傾向にあります。

腎移植も図に示すように移植患者数は増加してきています。腎移植は、家族から腎提供をもらい受ける生体腎移植と、亡くなった方から腎臓の提供を受ける献腎移植とに分けられます。また、献腎移植は心停止ドナーと、脳死ドナーとに分けられます。わが国では、生体腎移植が多くを占めています。

腎代替療法にはそれぞれメリット・デメリットがあります。それらも医学的なもの、生活と関わるものの双方があります。**患者の病状や生活環境、家族のサポートの状況など様々な要因を元にして、選択していく必要があります。**そのために、SDMが行われます。

◈ **腎移植数の推移**

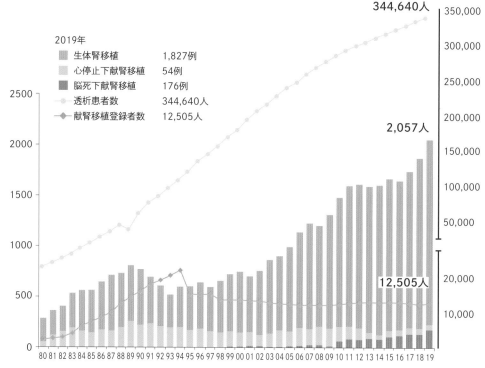

2019年

- ▨ 生体腎移植　　1,827例
- ▨ 心停止下献腎移植　54例
- ▨ 脳死下献腎移植　176例
- ○ 透析患者数　　344,640人
- ◆ 献腎移植登録者数　12,505人

344,640人

2,057人

12,505人

文献6)より引用

Part 2

透析療法の基礎

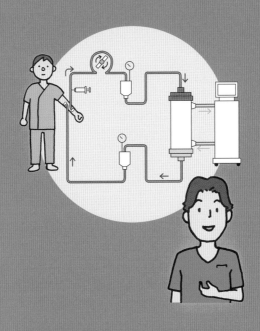

血液透析装置の説明

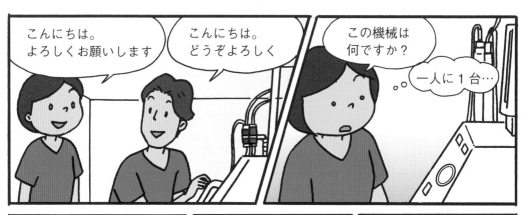

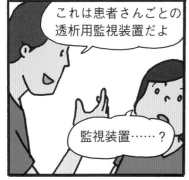

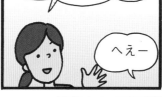

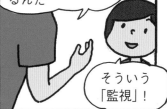

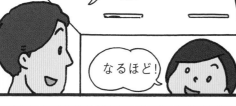

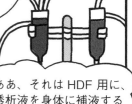

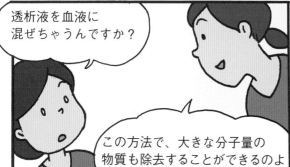

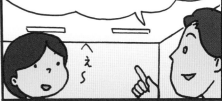

透析療法の原理

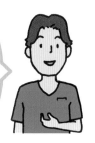

　腎臓の主な働きは尿毒症性毒素などの老廃物の除去、体液の恒常性の維持、内分泌機能ですが、このうち透析療法で代替できるのは、老廃物の除去と体液の恒常性の維持であり、内分泌機能は薬剤投与などによって適切にコントロールします。透析療法では、拡散、限外濾過（ろか）、浸透の3つの原理を用いて、老廃物の除去と体液の恒常性の維持を行います。

拡散と浸透の原理

　拡散と浸透の原理を理解するには、**溶液**、**溶質**、**溶媒**という言葉を押さえる必要があります。溶液とは溶質が溶けてできた液体、溶質とは溶液に溶けている物質、溶媒とは溶質が溶けるのを媒介する物質です。

　半透膜を介してふたつの溶液が接しており、半透膜を通過できる溶質と通過できない溶質の2種類が存在するとき、拡散と浸透というふたつの現象が起きます。

	拡散現象	浸透現象
隔壁	半透膜	半透膜

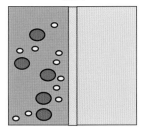

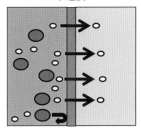

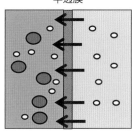

隔壁を取り除く

何も通さない隔壁を挟んでふたつの溶液が接している。左側は大小2種類の溶質が溶けている溶液、右側は何も溶けていない純水

大きな溶質は通さないが、小さな溶質は通す半透膜で仕切られている。
小さな溶質はふたつの液体の濃度差がなくなるまで移動する

半透膜を通過できない大きな溶質は、溶媒（水）を引き込む力になり、溶媒が移動する

拡散

　半透膜を通過できる小さな溶質は、ふたつの液体の濃度差がなくなるまで移動します。このような溶質の移動を拡散現象と呼びます。拡散速度は**溶質分子が小さいほど大きく**なります。

浸透

　半透膜を通過できない大きな溶質は、溶媒（水）を引き込む力になります。このような溶媒の移動を浸透現象と呼びます。

限外濾過の原理

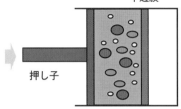

●　半透膜を透過できない大分子溶質

○　半透膜を透過できる小・中分子溶質

ところてん押し出し機のような容器に溶液が200mL入っている。押し子を押して、半透膜を介して半分の100mLを濾過する

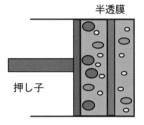

半透膜を透過できる小・中分子溶質が元の溶液と同じ濃度で濾過される。半透膜を透過できない大分子溶質は濾過液には存在せず、元の溶液中で2倍に濃縮する

限外濾過の原理は、上の図のように密閉度の高いところてん押し出し機のようなものをイメージするとわかりやすいです。押し子を押す力、すなわち濾過の原動力となる圧力をTMP（Trans Membrane Pressure）と呼びます。

拡散で除去する場合、分子量の小さな溶質ほど除去効率が高いため、代表的な溶質は以下のような順番で除去されやすくなります。

POINT

TMPとは半透膜に実際にかかっている圧力（mmHg）であり、血液透析では次の式で算出されます。

$$TMP = \frac{(P_{BI}+P_{BO})}{2} - \frac{(P_{DI}+P_{DO})}{2}$$

P_{BI}：血液側入口圧
P_{BO}：血液側出口圧
P_{DI}：透析液側入口圧
P_{DO}：透析液側出口圧

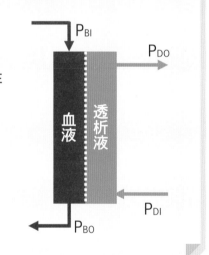

尿素（60）＞クレアチニン（113）＞尿酸（168）＞β2-ミクログロブリン（11,800）

＊括弧内は分子量

一方、限外濾過された血液に含まれる溶液の濃度は、基本的に血漿（けっしょう）濃度と同じとなります。β2-ミクログロブリン（β2MG）のように大きな溶質の場合は、透析膜の性能によって若干異なる場合がありますが、高性能な膜であればほとんど血漿濃度と同じとみなすことができます。つまり、限外濾過で溶質を除去する場合は、**分子量の大きな溶質ほど除去効果が高い**ことになります。

透析療法の種類

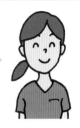

　透析療法は、血液透析関連療法（血液透析、血液濾過、血液透析濾過）と腹膜透析に分類されますが、最近は血液透析関連療法と腹膜透析の両方を行うハイブリッド療法が保険適応となり、治療法選択の幅が広がりました。

血液透析関連療法

　血液透析関連療法には、主に血液透析（Hemodialysis：HD）、血液濾過（Hemofiltration：HF）、血液透析濾過（Hemodiafiltration：HDF）の３種類があります。

血液透析（Hemodialysis：HD）

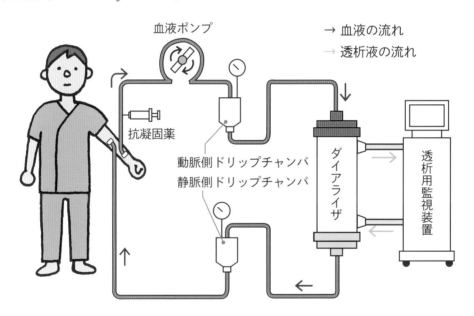

血液ポンプ

→ 血液の流れ
→ 透析液の流れ

抗凝固薬

動脈側ドリップチャンバ
静脈側ドリップチャンバ

ダイアライザ

透析用監視装置

　HDは、バスキュラーアクセス（⇒P51）から体外に取り出した血液と透析液とを半透膜（透析膜）を介して接触させ、拡散と限外濾過（ろか）により溶質除去と除水を行う治療法です。

POINT

血液透析関連療法で用いられる血液浄化器は、HDではダイアライザ、HFではヘモフィルタ、HDFではヘモダイアフィルタと呼ばれますが、ほとんど同じものです（⇒P38）。本書ではダイアライザで統一します。

血液濾過（Hemofiltration：HF）

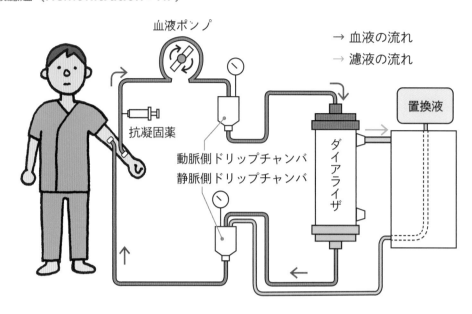

　HFとは、腎臓の糸球体機能を模した血液浄化療法で、濾過膜にかかるTMP（⇒P30）を推進力として、濾液を抽出し同量の置換液を補充する治療法です。

　しかし、尿細管機能がなく、電解質や酸塩基平衡の調整は電解質液とアルカリ化剤を含有した置換液の投与によるため、濾液量と置換液量の厳密なバランス管理を必要とします。

HFの臨床的な適応は？

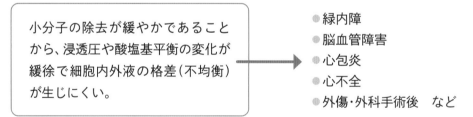

小分子の除去が緩やかであることから、浸透圧や酸塩基平衡の変化が緩徐で細胞内外液の格差（不均衡）が生じにくい。

- 緑内障
- 脳血管障害
- 心包炎
- 心不全
- 外傷・外科手術後　など

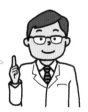

上記の疾患や状態の多くはICUなどで治療されることが多いので、現在ではほとんど持続型の血液浄化療法が選択されています。

血液透析濾過（Hemodiafiltration：HDF）

● オンラインHDF

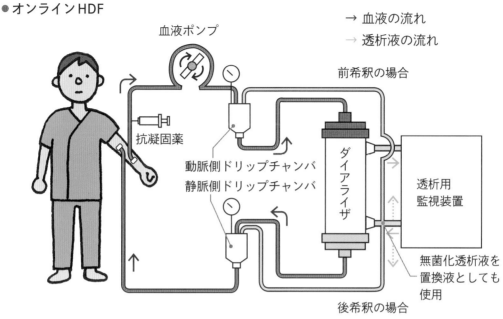

→ 血液の流れ
→ 透析液の流れ

※前希釈または後希釈のどちらか一方が選択される

● オフラインHDF

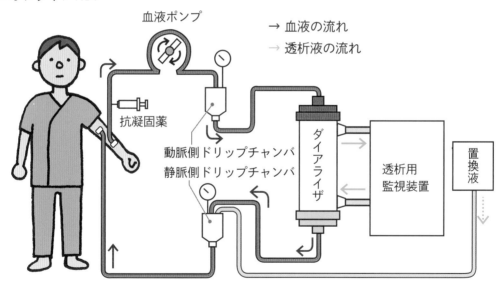

→ 血液の流れ
→ 透析液の流れ

　拡散による小分子物質の除去効率が高いHDと、濾過による中・大分子物質の除去効率が高いHFを組み合わせた治療法です。超純度の無菌化透析液を置換液として用いる**オンラインHDF**の登場により、ソフトバッグに充填された置換液を用いる従来の方法を**オフラインHDF**として区別するようになりました。

希釈方式

　HDFには、置換液をどこから注入するかによって**前希釈法**と**後希釈法**のふたつの希釈方式があります。

　前希釈法はダイアライザよりも上流で置換液を注入する方式です。通常は動脈側のドリップチャンバから置換液を注入します。ダイアライザに入る前に置換液により血液が希釈されるため、得られる濾液の**溶質濃度は低くなります**。そのため、後希釈法と同等の治療効率を得るには大量の液置換が必要です。従って、オンライン法が認められてはじめて可能となった治療法ということがいえます。

　後希釈法はダイアライザの下流で置換液を注入する方式です。通常静脈側のドリップチャンバから置換液を注入するため、得られる濾液の溶質濃度は**前希釈法と比べ高くなります**。使用する置換液量が少なくてすむため、オフライン法では一般的な方式といえます。どちらの希釈方式が優れているかの議論は現在も進行中です。欧米では後希釈法、わが国では前希釈法が選択されることが多いようです。

クリアランス

　拡散による除去性能を表す指標にクリアランス（CL）があります。クリアランスとは、ある溶質が血液から透析液に移動することできれいになった血液の量を表す考え方です。

　クリアランスの定性的な意味を図に示します。

　ここではQ_B＝200mL/min、C_{BI}＝Xmg/dLでCL=150mL/minのダイアライザを用いての治療を想定します。出口ではクリアランス値の150mL/min分の溶質濃度（C_{BO}）が0mg/dLとなり、残りの50mL/min分の溶質濃度がXmg/dLのまま患者に**戻っている**と考えることができます。

◆ クリアランスの定性的意味

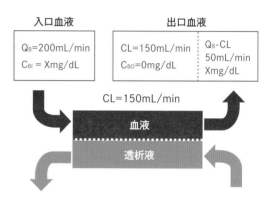

入口血液
- Q_B=200mL/min
- C_{BI} = Xmg/dL

出口血液
- CL=150mL/min
- C_{BO}=0mg/dL

- Q_B-CL
- 50mL/min
- Xmg/dL

CL=150mL/min

血液

透析液

Q_B:血流量　　C_{BI}:血液側入口溶質濃度　　C_{BO}:血液側出口溶質濃度

各治療法のクリアランス比較のイメージ

　HDでは主に拡散で溶質の除去を行い、限外濾過で除水を行います。わずか数リットル程度の限外濾過のため、大きな分子量の溶質の十分な除去効果は望めません。

　HFは限外濾過を大量に行い、同量の置換液で希釈することで血液を浄化する治療法です。次の図に示す通り、クリアランス(CL)は小分子から中・大分子まで濾過流量と同じで一定ですが、濾過できない大きさの分子量に到達すると急激にゼロになります。HDと溶質除去特性を比較するとその差は一目瞭然で、尿素のような小分子でクリアランスが極端に低く、α_1-ミクログロブリンのような大分子で高くなるという傾向が顕著になります。

　HDFでは後希釈で20L、前希釈で90L程度の限外濾過が可能で、HDと比べて大きな分子量の溶質ほど除去効果が高くなります。

◆ 各治療法のクリアランス比較のイメージ

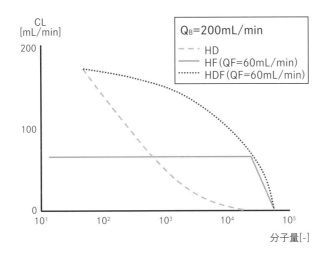

POINT

各治療法のクリアランス比較のイメージで示す通り、HDとHFの良いとこ取りのHDFは、溶質の除去性能という点においては最強の治療法といえます。日本透析医学会の統計調査「わが国の慢性透析療法の現況（2020 年 12 月 31 日現在）」によると、2012年の診療報酬の改定以来、HDF療法の患者数は急激に増加しており、2020年末には163,825人と維持透析患者の47.1%を占めるまでになっていると報告されています。

腹膜透析（PD）

　腹膜透析（Peritoneal Dialysis：PD）療法とは、腹膜で覆われた腹腔内に透析液を注入し、**腹膜を介して**血液中の老廃物や水分を除去する治療法です。HDと同様に老廃物は拡散で除去します。除水は浸透の原理で行い、浸透圧物質にはブドウ糖もしくはイコデキストリン（⇒P42）が用いられます。

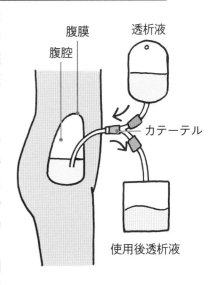

　24時間連続して透析を行う連続携行式腹膜透析（CAPD）は血液透析と比較し、溶質除去や除水が緩徐で身体の負担は非常に軽く、仕事や社会活動、食事の制限もかなり緩くなります。また、腎臓の働きが残っている度合いや腹膜の性質に応じて、日中は透析を行わず夜間就寝中のみ機械を使って自動で透析を行う自動腹膜透析（APD）も選択することが可能です。さらに、日中はCAPD、夜間就寝中はAPDで積極的に透析液の交換を行うという、より効率の良い治療の選択も可能です。

PDの利点、欠点

PDの利点	血液透析に比べ、透析を始めたあとの残存腎機能の維持に優れている。
	施設での血液透析では月13回程度の通院が必要だが、PDでは月1～2回の通院で済む。
	血液透析では4～5時間、プラス通院時間の拘束時間に対し、CAPDでは1回のバッグ交換30分程度、1日4回で120分程度。さらにAPDでは夜間に治療が行われ、実質的な拘束時間はほとんどないため、社会復帰にとても有利。
	連続して透析を行うため、体液や血圧の変動が少なく、心臓をはじめとする身体への負担が血液透析と比較して軽くなる。
	血液透析では、毎回2本16ゲージ程度の太い針を刺すため痛みは避けられないが、PDではカテーテル接続のみなので痛みは伴わない。
	透析液にカリウム（K）を含まないため、野菜や果物、生ものなどの摂取制限が緩和される。
	シャント（⇒P51）を必要としないため心血管系への負担がなく、脳血流も低下しないため認知症のリスクも低いとの報告がある。一方、血液透析では短時間の急激な除水により、血圧低下・一時的な脳血流の低下が起こりやすい点からも血液透析で認知症のリスクが高くなる。
	血液の体外循環に必須の抗凝固薬を必要としないため、抗凝固薬使用に伴う短期・長期的な副反応などのリスクが避けられる。
	在宅医療であり、施設で血液透析を行う患者と比較し、自己管理意識が高まると考えられる。
PDの欠点	透析膜として使用している腹膜は、5～7年経過すると透析膜としての機能が著しく低下する。また長期間腹膜透析を行った患者では中止後に腹膜が厚く硬くなり、腸の動きが妨げられる被嚢性腹膜硬化症を発症し、場合によっては生命に関わることがある。このため5～7年、長くても10年以上にわたるPDの継続は困難となる場合が多い。
	PDを行うためのカテーテルは腹腔と直接つながっているので、バッグ交換の際に不潔な操作を行ったり、カテーテルの出口部の手入れを怠ったりすると、容易に腹膜炎やカテーテル周囲の感染症を起こす。
	入浴やシャワーの際にはカテーテル挿入部や接続部分が濡れないようにカバーする必要がある。
	1回のバッグ交換で腹腔に1,500～2,000mLの透析液を注入する。このため、お腹の張りや腰痛を起こしやすい。腰痛、脊椎障害のある患者は悪化のリスクがある。
	視力低下や肢体不自由の患者では施行が困難。
	透析液に含まれるブドウ糖の影響で血糖の上昇が起きやすいため、糖尿病の患者では要注意。ただし、イコデキストリンを用いている場合は血糖の上昇は起きない。
	低蛋白、高脂血症などを合併しやすい。
	特有の合併症として横隔膜交通症がある。

PDファースト、PDラストという考え方

　わが国の維持透析患者のうち、PD療法を選択しているのはわずかに３％程度で、世界的に見ても非常に少ない国のひとつです。そのため、移植やPD患者を増やすことが国策のひとつになっています。

　PDファーストとは、**維持透析治療をまずPDで始め**、PDの利点を存分に生かしたのち、腹膜機能が低下したときに無理せず血液透析に移行するというものです。
　一方、維持透析の長期化と患者の高齢化、糖尿病合併患者の増加などに伴って、心血管系の合併症などによる透析困難、シャント血管の荒廃によるバスキュラーアクセス不全患者、介助がなければ通院が難しい患者など、透析施設での血液透析を続けることが難しい患者が増えています。これは患者だけでなく家族の生活の質（QOL）も低下させてしまいます。
　終末期の維持透析療法として、どこでも治療が行えるなど柔軟性が高く、患者や家族の身体的、精神的負担の少ないPDを選択する方法がPDラストという考え方です。

ハイブリッド透析

　5～7年で腹膜機能は低下し、その後、様子を見て血液透析に移行していきます。この移行期にPDと血液透析を併用するのがハイブリッド透析です。
　以前はこの併用は保険適応が認められておらず、治療法の選択肢に上りませんでしたが、2010年度の診療報酬改定で週1回の血液透析の併用が認められ、治療法の選択肢の幅が広がりました。その後、2020年の改定を経て、患者にとってより良い環境が提供できるようになっています。
　ハイブリッド透析の一般的な施行方法はPDを週に５回行って、HDを週1回、残りの1日は何もせず、腹膜を休ませるという方法です。この腹膜休息期間を設けることで腹膜機能の維持が期待され、少しでも無理なくPDで維持できる期間が長くなればと期待される方法です。また、残腎機能がなくなったときに、HDでカバーするというのも大きな目的です。

◈ **ハイブリッド透析のスケジュール例**

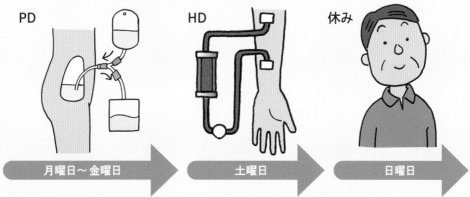

PD	HD	休み
月曜日～金曜日	土曜日	日曜日

Part 2　透析療法の基礎　透析療法の種類

血液透析で用いられる血液浄化器

HDではダイアライザ、HDFではヘモダイアフィルタ、HFではヘモフィルタという血液浄化器が用いられます。これらは診療報酬の請求上は厳密に用途が区別されるものの、その中身、構造などはほとんど同じです。従って、ここでは最も汎用されているダイアライザを中心に解説します。また、ダイアライザには中空糸型と積層型がありますが、多くは中空糸型のためこれを中心に解説します。

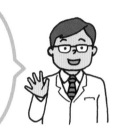

ダイアライザの機能別分類と構造

ダイアライザの機能別分類

中空糸型ダイアライザは、機能別にⅠ-a型、Ⅰ-b型、Ⅱ-a型、Ⅱ-b型の4種の通常型と特殊型のS型に分類されます。S型は、『生体適合性にすぐれる、吸着によって溶質除去ができる、抗炎症性、抗酸化性を有すること』と定義され、現在はポリメチルメタクリレート（PMMA）膜のみが該当します。

ダイアライザの構造

内径約200μm、膜厚10～50μm、有効長10～30cm程度の中空状の血液浄化膜を約1万本束ね、両端部をポリウレタンなどの樹脂で固定し、プラスチック製のハウジングに詰め込んだ構造です。積層型に比べ、単位体積あたりの膜面積が非常に大きく、血液の充填量が少なく、小型化、高性能化が可能というメリットがあり、操作性（小型、軽量）に優れています。このため、**わが国で使用されているダイアライザの多くは中空糸型です**。

◆ 中空糸型ダイアライザの機能別分類

血液浄化器	Ⅰ-a	Ⅰ-b	Ⅱ-a	Ⅱ-b	S型
尿素クリアランス	125≦		185≦		125≦
β₂MGクリアランス	<70		70≦		
アルブミンふるい係数SC	<0.03	0.03≦	<0.03	0.03≦	

〈測定条件〉
膜面積：1.5m²　　　透析液：500mL/min
血流量：200mL/min　濾液流量/補充液流量：15mL/min

文献3)を参考に作成

◆ 中空糸型ダイアライザの構造

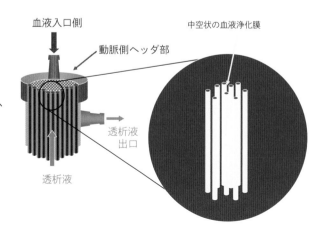

血液入口側
動脈側ヘッダ部
中空状の血液浄化膜
透析液出口
透析液

透析膜の種類と特徴

　現在用いられている透析膜素材は、天然高分子の**セルロース系膜**と**合成高分子系膜**のふたつに大別され、ともに日進月歩で生体適合性や透析効率の向上が図られています。

① セルロース系膜

　原料は天然素材の綿花を用いています。現在使用されているのは、酢酸セルロース（CA）膜のうち、セルローストリアセテート（CTA）という種類です。また、より生体適合性に優れ、蛋白（たんぱく）の付着などによる性能の低下が少ないATA膜も開発されています。

② 合成高分子系膜

●ポリメチルメタクリレート（PMMA）膜

　ほかの膜と比較して、中・大分子量物質の吸着量が多いという特徴がある膜です。β2-ミクログロブリンなどの蛋白や一部の炎症性サイトカイン（様々な炎症症状を引き起こす原因となる蛋白）なども吸着によって除去しています。機能別分類では唯一のS型の膜になります。

●ポリスルフォン(PS)膜

　高い溶質除去性能と高透水性が特徴の膜です。製造が比較的容易であること、安定性、生体適合性に優れることなどから多くのメーカーで製造され、わが国では**最も汎用されている膜素材**です。膜表面を加工し、より高い性能を持たせたPS膜もあります。

●ポリエステル系ポリマーアロイ（PEPA）膜

　特徴的な構造により、高いエンドトキシン阻止能を有する膜です。親水化剤を用いず作ることが可能な膜ですが、最近では親水化剤を使わないことによる欠点を抑えた親水化PEPA膜もあります。

●ポリエーテルスルフォン（PES）膜

　PS膜に類似した化学構造を持つ膜ですが、PS膜と異なり、環境ホルモンであるビスフェノールAを含みません。PS膜と比較し、生体適合性、溶質除去性能は同等、耐熱性、耐薬品性などの物性に優れています。

●ポリアクリルニトリル（PAN）膜

　中空糸型ではなく、積層型に分類される膜です。膜の陰性荷電が強く、ブラジキニンショック（⇒104）を引き起こす可能性があるため、ACE阻害薬服用患者への使用は**禁忌**とされています。また、ブラジキニンを活性化する特徴を逆に利用し、閉塞性動脈硬化症(ASO)の患者などで下肢血流を改善させる試みも報告されています。

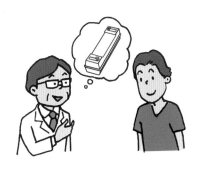

POINT

積層型は、平面状の透析膜を何重にも重ねた構造のものです。血液と透析液がそれぞれ膜と膜の間を流れて血液を浄化します。

透析液

透析液はHD、HDFに用いるものとPDで用いるもののふたつに大別されますが、求められる条件は共通です。直接体内に取り入れる場合があることから、厳格な水質管理がなされています。血液透析に使用する透析液は、透析用水と透析液原液を混合して作製されます。

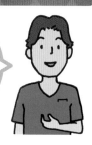

透析液の作製と供給

血液透析を行うには、患者1人の透析1回につき120～150L以上の透析液が必要となります。透析時間や透析の条件によっては、さらに多量の透析液を使用します。そのため、透析施設は独自に水処理システムと透析液供給装置を備え、透析液を作製しています。

透析液は、ナトリウム（Na）、カリウム（K）、カルシウム（Ca）などの電解質とアルカリ化剤（重炭酸、酢酸など）、グルコースを含んでおり、水分の除去、電解質や酸塩基平衡の調整が適切に行えるように調製されます。

作製された透析液は、多人数用透析液供給装置からセントラル透析液供給システム（Central Dialysis fluid Delivery System：CDDS）によってそれぞれの透析用監視装置に送られ、エンドトキシン捕捉フィルタ（ETRF）を通した後使用されます。

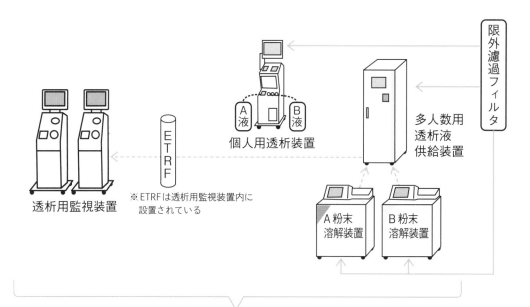

セントラル透析液供給システム

透析液の組成

透析液の剤形別分類

透析液はＡ剤、Ｂ剤と透析用水を混合して作製します。Ａ剤、Ｂ剤にはそれぞれ液、粉末という２種類の剤形があり、セントラル透析液供給システムの施設では粉末状のＡ剤、Ｂ剤を使用するのが主流です。粉末状のＡ剤、Ｂ剤を透析用水で溶解して透析液原液を作製し、さらに透析用水で希釈します。Ａ剤、Ｂ剤と透析用水の割合は、一般的に１：1.26：32.74となっています。

HD、HDF用の透析液の組成（酢酸含有重炭酸透析液）

透析液の組成は週３回、４時間の血液透析を基準として考えられてきました。しかし近年、長時間や頻回透析などの有用性が広く認識されるようになり、実際に実施している施設や在宅透析患者なども増加しています。そこで、**今までの組成では除去が過剰なカリウムやマグネシウムの濃度を若干上げたもの**が販売されています。

◆ 現在市販されている酢酸含有重炭酸透析液の組成

カルシウム(Ca)イオン	2.5〜3.0mEq/L 血清カルシウムに換算すると8.8〜10.1mg/dL 高カルシウム血症の場合はカルシウムを除去し、低カルシウム血症の場合はカルシウムを補給する
ナトリウム(Na)イオン	138〜140mEq/L 細胞外液と同じ140mEq/L前後に設定し、ナトリウム濃度を調整する
カリウム(K)イオン	2.0〜2.3mEq/L 細胞外液のカリウム濃度より低く設定し、高カリウム血症を是正する
マグネシウム(Mg)イオン	1.0〜1.2mEq/L 細胞外液のマグネシウム濃度よりも低く設定し、高マグネシウム血症を是正する
グルコース	100〜150mg/dL 低血糖を防ぐ
重炭酸	25〜30mEq/L 酸性(代謝性アシドーシス)に傾いている身体を弱アルカリ性に整える
酢酸	4.2〜10.2mEq/L 透析液のカルシウムとマグネシウムの結晶化を防ぐ。肝臓で代謝されて重炭酸(アルカリ化剤)に変化する

POINT

透析液として混合された後は組成変化が起きるので、個人用透析装置では問題ありませんが、CDDSでは透析液供給装置内や透析液供給配管内での長時間の滞留を避けなければなりません。

PD用の透析液

　PDでは基本的に腹膜を介した血液と透析液の**浸透圧較差**を利用することによって、溶媒である水を除去（除水）しています。腹膜透析液は、ブドウ糖透析液とイコデキストリン透析液の2種類に大別されます。

　イコデキストリンは、トウモロコシデンプンを加水分解して精製されたグルコースポリマーです。平均分子量が5,000~6,500と大きく、腹膜ではほとんど吸収されず主にリンパ管を介して吸収されるため、透析液中に留まる時間が長く、長時間除水能が維持されます。イコデキストリン透析液は最近になって開発された透析液のため、長期間使用することによる腹膜への影響、生命予後への影響などは不明です。しかし、腹膜がグルコースに暴露されないという点において、腹膜への影響は小さくなる可能性があります。

　PD用の透析液にはカリウムが含まれないため、**カリウムの食事制限は血液透析と比べ緩和されている**のが普通です。逆に、食事摂取が不良な場合などは低カリウム血症となる場合もあるので注意が必要です。カルシウムは低濃度（2.3~2.5mEq/L）、標準濃度（3.5~4.0mEq/L）がラインナップされており、症例によって使い分けます。

透析液清浄度の管理

　現在用いられているダイアライザは、β_2-ミクログロブリンやα_1-ミクログロブリンなどの低分子量蛋白を除去することを目的として開発された**ハイパフォーマンス膜**が主流となっています。これらの膜は、溶質を透過するための細孔径が大きく設定されているため汚染物質による影響が懸念されます。また、オンラインHDFなどでは直接透析液が患者に投与されるため、より厳重な水質管理が必要です。

　各施設は、日本透析医学会が定める透析液の水質基準に基づき、透析液の清浄度の管理を行っています。

◈ 生物学的汚染物質の管理

透析用水
生菌数100 CFU/mL 未満 ET 0.050 EU/mL 未満
標準透析液(standard dialysis fluid)
生菌数100 CFU/mL 未満 ET 0.050 EU/mL 未満
超純粋透析液(ultra-pure dialysis fluid)
生菌数0.1 CFU/mL 未満 ET 0.001 EU/mL 未満（測定感度未満）
注）上記基準のアクションレベル（汚染が基準値より高度になる傾向を防ぐために、措置を講じる必要がある汚染度）は施設の汚染状況に合わせて設定されるが、本基準では超純粋透析液のETを除いて上限値の50%と定める。
透析液由来オンライン調整透析液（オンライン補充液、online prepared substitution fluid）
無菌かつ無発熱物質（無エンドトキシン）

CFU：colony forming unit
EU：endotoxin unit

文献4）を参考に作成

血液透析で必要となる装置

　水道水や井水などの原水は、水処理システムで処理されて透析用水となります。限外濾過（ろか）フィルタを通した透析用水は、A・B粉末溶解装置で作製された原液とともに多人数用透析液供給装置に供給され、透析用水と混合されて透析液が作製されます。透析液はエンドトキシン捕捉フィルタを介して透析用監視装置に供給されます。

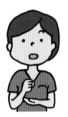

◆ 透析用水と透析液の作製から
　透析装置（透析用監視装置、個人用透析装置）までの流れ

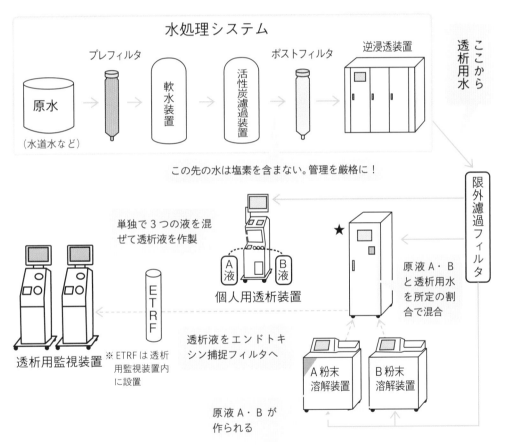

★：多人数用透析液供給装置

水処理システム

　水処理システムは通常、プレフィルタ、ポストフィルタ、軟水装置、活性炭濾過装置、逆浸透装置で構成されます。

プレフィルタ、ポストフィルタ

　プレフィルタの目的は配管由来の懸濁物や微粒子、鉄錆などを**漉し取る**ことです。ポストフィルタは軟水装置、活性炭濾過装置などから出る微粉など**逆浸透膜の性能を劣化させる物質を除去する**目的で設置します。これらの不純物を漉し取るための網目のサイズは、プレフィルタが25〜50μm程度、ポストフィルタが10μm程度となっています。

軟水装置

　逆浸透膜は、多価陽イオンが形成する塩類の付着によって著しい性能低下を起こします。原水中には硬度成分としてカルシウムやマグネシウムといった2価の陽イオンが多量に含まれているため、**逆浸透装置よりも上流**でこれを除去します。これを**軟水化**といい、軟水装置のイオン交換樹脂を用いてナトリウムイオンとカルシウムやマグネシウムなど2価の陽イオンを交換します。放出されたナトリウムイオンは逆浸透装置で容易に除去が可能です。逆浸透装置で純水を作製するための前処理的な役割になります。

活性炭濾過装置

　原水となる水道水には消毒を目的として塩素が添加されています。この塩素が透析液に混入すると、濃度によっては溶血を起こす場合があります。逆浸透膜では塩素系化合物は除去されにくいため、逆浸透装置よりも上流で塩素系化合物を除去します。活性炭は多孔質で様々なものを吸着しますが、残留塩素やクロラミン（塩素系化合物）も効果的に吸着除去します。

　活性炭濾過装置よりも下流側の水は塩素を含まないため、容易に細菌汚染が起こりやすく、その管理には十分な注意を要します。

逆浸透装置

　浸透とは、溶質濃度の低い溶液側から高い溶液側へ溶媒（通常は水）が移動する現象です（⇒P29）。逆浸透とは、浸透圧よりも高い圧力をかけて**溶質濃度の高いほうから低いほうへ水を移動させる**ことを指します。ほとんど水分子しか通さない膜でこれを行うことで、透過水は純水となります。

◆ 逆浸透現象

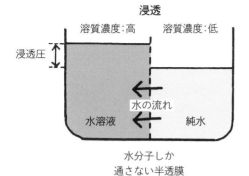

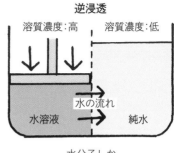

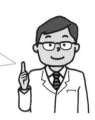

開発当初の目的は海水から
純水を作製することでした。
現在では透析医療だけでなく、
純水作製装置として様々な場
面で用いられています。

透析液の供給装置

　セントラル透析液供給システムでは、多人数用
透析液供給装置で透析液を一括して作製し、エン
ドトキシン捕捉フィルタを通した後、ベッドサイ
ドの各透析用監視装置に送ります。

　一方、個人用透析装置は**単独**で透析用水、原液
Ａ・Ｂを混合して透析液を作製します。個人用透
析装置では、透析の都度透析液を作製しながら使
用しています。

POINT

エンドトキシンは、グラム陰性菌とい
う細菌の細胞壁の構成要素が毒素とし
て作用するものです。微量でも発熱を
はじめ種々の生体反応を惹起します。
透析膜にもエンドトキシンをブロック
する働きのある膜があります。

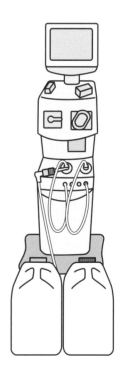

その他の治療条件の設定

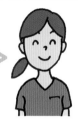

　HD、HDF、PDやハイブリッド療法など各種治療法の特徴やダイアライザや膜素材の特徴、透析液の種類やそれぞれの特徴については既に述べてきました。
　ここではその他の治療条件の設定について解説します。

血液流量と穿刺針（留置カニューラ）の選択

　日本透析医学会の統計調査委員会が報告した「わが国の慢性透析療法の現況（2009年末）」では、様々な補正を行っても血流量が大きいほど死亡リスクは減少する結果となっています。わが国の血液透析患者の平均血液流量は、210mL/minに満たない程度と考えられますが、この結果より、もう少し高い血液流量が設定されるべきだと考えます。高血流を達成するためには、良好なバスキュラーアクセスが必須となるため、適正な維持管理が重要です。

　また、穿刺針（留置カニューラ）の適切な選択も非常に重要となります。留置カニューラの太さ（ゲージ数：G）と血液ポンプ吐出量の関係を示した図より、基本的には**留置カニューラが太いほど脱血性能は高い**ことがわかります。

　図の破線の丸で囲った部分で同じ17Gなのに脱血性能に差がみられるのは、針の長さ（有効長）が異なるためです。有効長の長い針を使用する場合は、この点についても配慮する必要があります。また、最近汎用されるようになった止血弁を有する針は、内部構造が複雑になるため、通常の針と比較し脱血性能という点では若干劣る傾向がみられます。

◆ **各種留置針の設定Q$_B$と吐出量の関係（in vitro実験）**

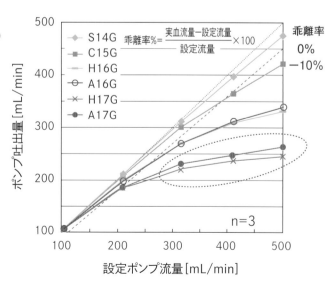

POINT

表在化動脈や人工血管内シャントなどでは、１Ｇくらい細くしても脱血良好な場合が多いです。これは血管内圧がもともと高いためです。また、表在化動脈や人工血管内シャントなどでは穿刺箇所が限定されてしまう、あるいは人工物であるため自己血管のような修復・再生が望めないなどの理由から「可能な限りの長期使用を目指してできるだけ侵襲の少ない細い針で刺したい」という思いも込められています。

抗凝固薬の選択

　血液の体外循環を伴う治療では、**抗凝固薬の適正な使用が必須**です。不十分な抗凝固薬投与は体外循環回路や血液浄化器の閉塞などを惹起し、必要以上の抗凝固薬投与はシャントの止血不良や全身的な出血傾向の助長につながり、様々な副反応を引き起こすことにもなります。

　通常、問題のない維持透析症例では未分画ヘパリンが用いられることが多く、慢性的な出血傾向などが認められる場合に低分子ヘパリンに変更することが多くあります。頭蓋内出血、消化管出血や眼底出血など活動性の出血病変が認められる場合はナファモスタットメシル酸塩を用いることが多いですが、ナファモスタットメシル酸塩の使用でアナフィラキシーを引き起こす場合があり、十分な注意が必要です。

　ヘパリンはアンチトロンビンⅢを介して抗凝固効果を発揮するため、先天的にアンチトロンビンⅢの活性が低い患者などでは抗凝固薬として用いることはできません。この場合はアルガトロバンというアンチトロンビンⅢに依存しない抗凝固薬を用います。また、ヘパリン起因性血小板減少症（HIT）の患者でもアルガトロバンを用いて治療することが多くあります。

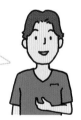

　ヘパリン（未分画ヘパリン）は、強力な抗凝固作用を持つ多糖類で、分子量は約5,000～30,000です。この未分画ヘパリンを処理して低分子量（約5,000）の成分だけを取り出したのが低分子ヘパリンです。低分子ヘパリンやナファモスタットメシル酸塩は**出血を助長する危険性が少ない**ため、出血傾向が認められる場合に用いられます。アンチトロンビンは血中に存在し、血液の凝固を抑える働きがある蛋白質です。

参考文献 1)日本透析医学会統計調査委員会：わが国の慢性透析療法の現況（2020年12月末）　2)Findlay MD, Dawson J, Dickie DA, Forbes KP, McGlynn D, Quinn T, Mark PB. : Investigating the Relationship between Cerebral Blood Flow and Cognitive Function in Hemodialysis Patients.J Am Soc Nephrol. 2019 Jan;30(1):147-158. doi: 10.1681/ASN.2018050462. Epub 2018 Dec 7.PMID: 30530658　3)川西 秀樹，峰島 三千男，友 雅司，他，日本透析医学会学術委員会血液浄化療法の機能・効率に関する小委員会：血液浄化器（中空糸型）の機能分類2013：日本透析医学会雑誌46巻5号、501-506，(2013.05)　4)峰島 三千男，川西　秀樹,阿瀬 智暢,川崎　忠行,友　雅司,中元 秀友:2016年版　透析液水質基準:透析会誌49(11):697～725, 2016　5)日本透析医学会統計調査委員会:わが国の慢性透析療法の現況(2009年12月末)

透析液が患者に供給されるまで

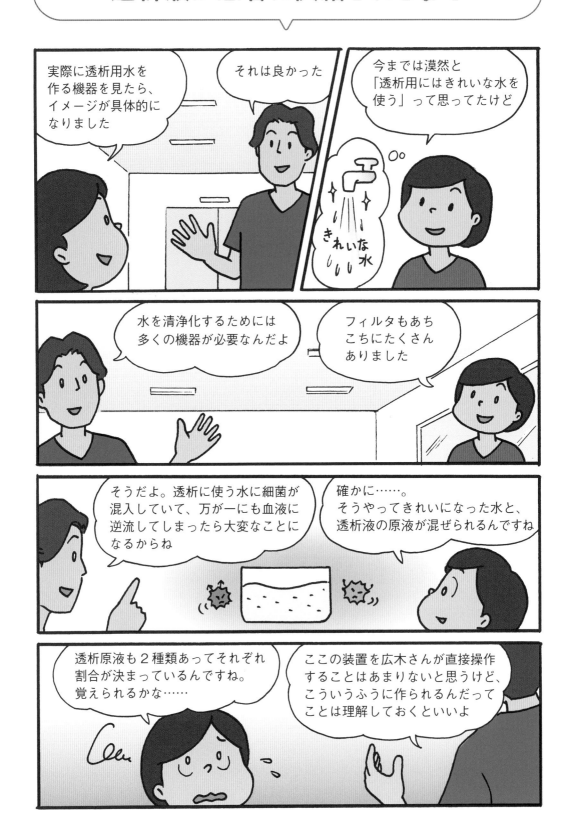

Part 3

バスキュラー
アクセスの基礎

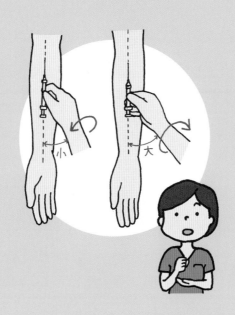

バスキュラーアクセスって？

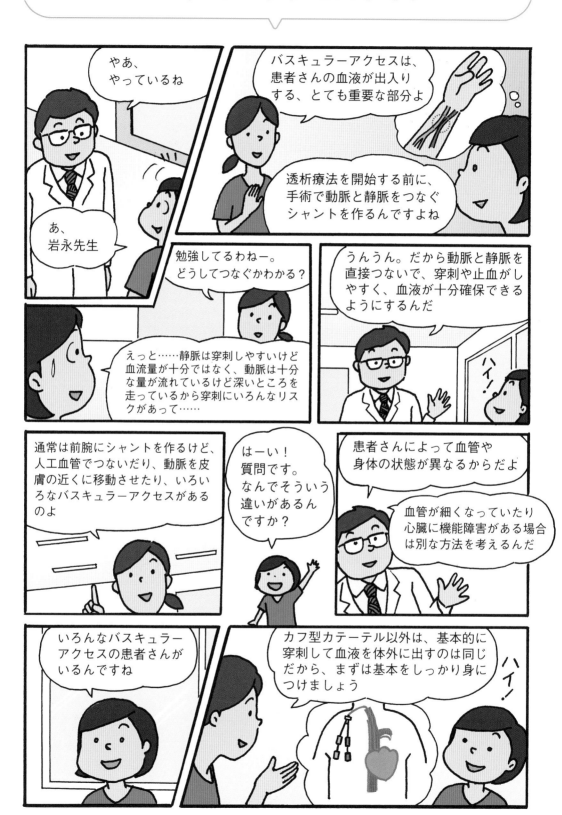

バスキュラーアクセス

バスキュラーアクセス（Vascular Access：VA）は、血液透析治療を行ううえで必要不可欠なものです。血液透析患者にとっては "命綱" ともいえます。日本では自己血管を使用した内シャントが最も多く、そのほかに人工血管、動脈表在化、カテーテルなどが使用されます。心機能や血管の状態によって適応が異なります。

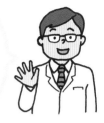

バスキュラーアクセスの種類と特徴

バスキュラー（Vascular）とは血管のこと、アクセス（Access）は接続のこと。バスキュラーアクセスとは、体外循環治療に用いる**血液を脱血・返血する接続部**の総称です。シャントとは動脈と静脈を吻合（血管をお互いに連絡するように手術でつなぐこと）したものを指し、動脈と静脈を直接つないだ自己血管内シャント（Arteriovenous Fistula、AVF：自己血管使用皮下動静脈瘻）と、動脈と静脈を人工血管でつないだ人工血管内シャント（Arteriovenous Graft、AVG：人工血管使用皮下動静脈瘻）があります。

POINT

一般的に利き手は日常生活でよく使用されるため、シャント保護の観点より非利き手から作製します。心機能低下症例（左室駆出率30％未満）ではシャント作製により心不全悪化もあることから、動脈表在化やカテーテルが検討されます。

自己血管内シャント（AVF）

日本透析医学会統計調査委員会「わが国の慢性透析療法の現況（2017年12月31日現在）」によると、AVFは男性の91.5％、女性の84.6％が使用し、わが国で最も多く使用されています。穿刺しやすく豊富な血流を得るため、橈骨動脈と橈側皮静脈をつなぐ**前腕末梢内シャント**が第一選択とされます。

わが国と外国では初回穿刺までの期間に差がありますが、わが国では血流量がおおよそ200mL/minと外国より低いことから、術後14日程度での穿刺となっています。しかし、静脈が十分太くシャント血流量が良好で、カテーテル挿入して透析するより早期穿刺のほうにメリットがあると考えられる場合は、14日以内の穿刺も可能です。

自己血管内シャントの作製

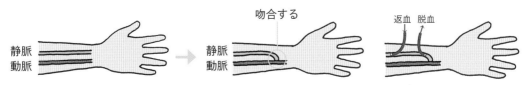

静脈
動脈　　　　　静脈　　　吻合する
　　　　　　　動脈　　　　　　　返血　脱血

人工血管内シャント（AVG）

　AVGはグラフトとも呼ばれ、男性で5.5%、女性で10.6%が使用している、AVFに次いで使用率が高いバスキュラーアクセスです。AVFに比べ血流量が多く、表在静脈がない場合などAVFの作製が困難な場合に用います。

　AVGは、動脈と静脈を**人工血管**でつなぎます。日本では直径5mmの人工血管が最も使用されています。人工血管には側副路がないため、内シャントと比べ血液が高流量で流れます。そのため静脈吻合部では、**高血流による刺激を受けて出口部狭窄が発生する**ことがあります。

　人工血管は、感染すると重篤なバスキュラーアクセストラブルへ発展することがまれではありません。清潔操作による穿刺・止血のほか、広範囲に穿刺することが血管を長持ちさせることにつながります。

◆ 人工血管内シャントの作製

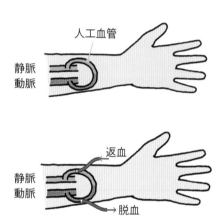

人工血管

静脈
動脈

返血

静脈
動脈

→ 脱血

使用される人工血管の素材には、ポリウレタン（Polyurethane：PU、ソラテック）やポリテトラフルオロエチレン（Polytetrafluoroethylene：PTFE、ゴアプロパテンバスキュラーグラフト）などがあり、ヘパリンコーティングされたもの（ゴアアキュシールバスキュラーグラフト）もあります。

動脈表在化

　動脈表在化は、AVFやAVGが何らかの理由で作製できない症例で選択されるバスキュラーアクセスです。上腕の筋層の下を走行している上腕動脈を、浅く穿刺のしやすい皮下へ持ち上げる手術が行われます。

　シャントと異なり、**動脈と静脈は吻合せず**、表在化された動脈へ直接穿刺し脱血側に使用します。返血側は、通常の皮静脈に穿刺します。限られた範囲での穿刺となりやすいため、同一部位への穿刺による瘤の形成、止血不良を起こさないよう、可能な限りまんべんなく穿刺することが重要です。

◆ 動脈表在化

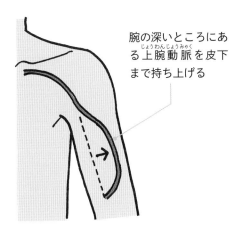

腕の深いところにある上腕動脈(じょうわんじょうみゃく)を皮下まで持ち上げる

表皮
皮下組織
筋膜
上腕動脈
筋肉

◆ 動脈表在化の適応

心機能の低下　目安として左室駆出率（心臓が1回に拍出する血液量の左室拡張末期容積に対する割合）が30%以下、もしくはAVF・AVGを作製すると心不全を呈すると考えられる程度

血管が荒廃しAVF・AVGの作製が困難。ただし、返血側の静脈はあることが必要

AVF・AVGによりスチール症候群（過剰にシャント血管に血流が取られる）を呈している

頻回にアクセストラブルを発生する患者に、バックアップとして作製

カテーテル

　カテーテルには、非カフ型カテーテル、カフ型カテーテルがあります。非カフ型カテーテルは緊急的に血液浄化療法が必要になった患者や、バスキュラーアクセストラブルにより次のバスキュラーアクセスが作製され、使用できるようになるまでの期間に短期的に使用します。

　一方、カフ型カテーテルは、動脈硬化など全身の血管状態が悪い、自己血管が荒廃して内シャントが作製できない、心不全が悪化した、などの場合に、**長期的な使用を目的として**留置されます。第一選択肢として、皮下を通り右内頸静脈(ないけいじょうみゃく)から挿入され、カテーテル先端は心臓内に留置されます。カテーテルの出口部は、多くは前胸部となります。

◆ カフ型カテーテル

カテーテルの出口部

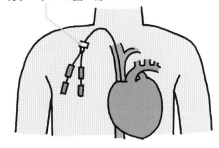

カテーテルは皮膚の下に埋め込まれ、血液回路との接続部が体外に出ている

バスキュラーアクセスの主な合併症

　バスキュラーアクセスを作製することは、**通常の生体にはない血流を人工的に作り出す**ことでもあります。また、脱血・返血合わせて年間300回以上もの穿刺は、穿刺部位の皮膚、血管に繰り返し侵襲を与え、血管内の肥厚や狭窄、瘤形成など様々な合併症を引き起こす原因にもなります。

狭窄

　繰り返し同一部位へ穿刺することで、血管内膜肥厚が惹起され、器質的な変化により血管狭窄を起こします。また、穿刺ミスや止血不良により血腫を形成し、血管狭窄を起こすことがあります。

　器質的な血管狭窄に対しては、同一部位に穿刺することは避け、**可能な限りまんべんなく穿刺する**ことが推奨されます。穿刺に失敗したなどの場合は、血腫の形成を防ぐため、止血を慎重かつ確実に行うことも重要です。

　過去に頸部周辺の血管にカテーテルを留置したことがあり、その側にシャントを作製した場合、Cephalic Arch（上腕橈側皮静脈が鎖骨下静脈に流入するアーチ部位）やそのほかの静脈流出路に狭窄や閉塞が起こった場合は、シャント肢に血流が滞る現象が発生し、シャント肢が腫大します。これを**静脈高血圧症候群**といい、過剰血流だけでも起こることがあります。狭窄血管を同定し、軽症の場合は経過を観察します。重症の場合は、バルーンなどで血管を広げる処置が必要になります。

◆ **静脈高血圧症候群**

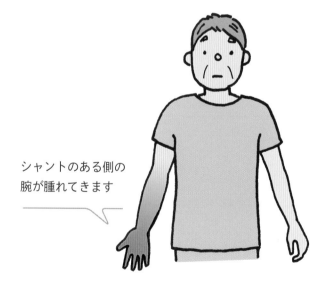

シャントのある側の
腕が腫れてきます

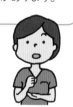

シャントを作製することにより
静脈の血流量が増えるため、狭
窄がなくても血流量が過剰に
なって静脈高血圧症候群が引
き起こされる場合があります。

スチール症候群

　シャント作製後、吻合した皮静脈に多くの動脈血が流入することにより、**末梢への血液供給量が不足**することで呈する末梢循環障害・虚血症状です。冷感や疼痛など症状は様々です。重症化して皮膚潰瘍や壊死を起こす危険もあるため、吻合径を小さくするだけでなく、シャントを閉鎖することもあります。

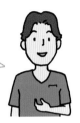

透析時には手指の冷感や色調も観察しましょう。
末梢循環障害については、フォンテイン（Fontaine）分類（⇒P124）や、Part6「末梢循環障害」（⇒P141）も参考にしてください。

瘤形成

　瘤は血管が局部的に円筒状または紡錘状、あるいは嚢状に拡張した状態で、穿刺、感染、狭窄など様々な原因によって起こります。狭窄の原因のひとつである血腫も瘤になることがあります。

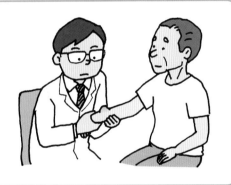

ここに注意！

患者の瘤は毎回観察しましょう。
● 最近急に大きくなった
● 緊満していて非常に硬い
● 感染を伴っている
● 痛みを伴う色調の変化
このようなことがみられる場合は、緊急処置が必要です。

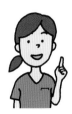

瘤の形成を予防するには、狭窄の防止と同様に漫然と同一部位へ穿刺することは避け、**皮膚や血管の状態が良いところを穿刺部位とする**、止血操作不良で血腫を作らないよう慎重な圧迫操作を心がけるなどが大切です。毎回丁寧なアセスメントと技術を駆使する心構えを忘れないようにしましょう。特に表在化動脈では、穿刺範囲が限られやすいので留意します。

◆ シャント関連の瘤の壁構造、部位、成因

1.壁構造による分類

1)真性瘤:血管壁の構造を保っている瘤
2)仮性瘤:血管壁の構造が消失している瘤

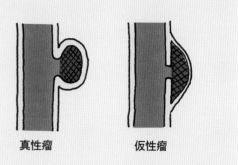

真性瘤　　　　仮性瘤

2.アクセスの種類による分類

1)AVFの瘤
2)AVGの瘤
3)表在化動脈の瘤

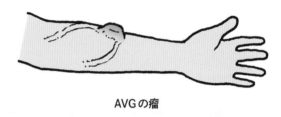

AVGの瘤

3.部位による分類

1)シャント吻合部瘤
2)非吻合部瘤

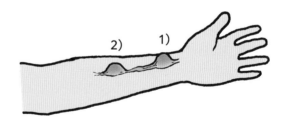

4.成因による分類

1)穿刺関連の瘤
⇒穿刺・止血ミスによる仮性瘤
⇒反復穿刺による瘤

2)非穿刺瘤
i)ジェット流による部分的な内圧上昇
⇒吻合部瘤や狭窄後の瘤
ii)内圧上昇
⇒狭窄により静脈の内圧が上昇して生じる瘤
iii)血流過剰
⇒静脈全体が拡張している場合が多い

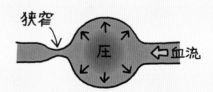

狭窄のため血管内圧が上昇した状態

文献2)を参考に作成

56

穿刺技術

　血液透析では、脱血側と返血側の2カ所に穿刺針を留置します。
穿刺を行ううえで大切なことは、穿刺前の触診で血管の走行、深さ、
血管の最大横径、狭窄の有無、縦横の蛇行の有無、血管の可動性
をしっかりとアセスメントし把握できているか、そして穿刺開始前に
その後の工程のイメージができているか、ということです。

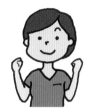

穿刺の一連の流れを明確にイメージしよう

　穿刺動作は、表皮を刺し、針の先端を血管に刺入し、逆血を確認、その後さらに針を寝
かせてから外套を進めて、留置が完了する、ここまでの流れを**明確にイメージする**ことが
大切です。

　どれくらいの深さで針の先端が血管に入っているのか、さらにはその後の留置針の固定
や止血までイメージできると良いです。これらを毎回、一人ひとりの患者に対してしっか
りとイメージすることで、穿刺（患者）に真摯に向き合う姿が伝わり、**信頼関係の構築に
つながります。**

穿刺部位の観察の視点

	観察内容	ポイント
視診	☑ 感染徴候 ☑ 前回の穿刺痕 ☑ 吻合部からの距離 ☑ 穿刺針の長さに合った血管の長さか ☑ 拍動 ☑ 瘤部分の皮膚の色 ☑ 爪床色の変化 ☑ 内出血や皮下出血があるか ☑ 狭窄 ☑ 静脈高血圧症状（浮腫・腫脹など） ☑ 皮膚のかぶれ（固定テープなどによる） ☑ 搔破・擦過傷	☑ 最近、急に瘤が大きくなった 　⇒切迫破裂の危険 ☑ 滲出液があり感染徴候もうかがえる ☑ 発赤のほかに圧痛がある（人工血管の場合） 　⇒シャント感染の危険 このような場合は、穿刺する前に直ちに医師へ報告する。
聴診	☑ シャント音（シャントに耳や聴診器を当てたときに聞こえる、ゴーゴー、ザーザーという音） 　⇒☑ 高・低 　　☑ 大・小 ☑ 連続性・断続性 ☑ 前回のシャント音との違い	☑ シャント音が消失している ☑ 通常は聞こえない著明な狭窄音 ☑ 連続的ではない断続的な音 ☑ シャント音が極端に弱い このような場合は、穿刺する前に直ちに医師へ報告する。

	観察内容	ポイント
触診	☑ スリル（シャントの吻合部などに触れたときのザワザワ、ザーザーした感じ） ☑ 熱感 ☑ 血管 ⇒☑ 走行、深さ、太さ ☑ 可動性 ☑ 弾力 ☑ 駆血前の血管の怒張 ☑ 駆血後の血管の怒張 ☑ 狭窄の有無	☑ 血管内膜の肥厚や、血管壁の石灰化沈着などにより、血管径と比べて血管内腔が細くなっていることもあるので、慎重に触診する ☑ AVGは内腔が保持された人工血管のため、触診するとコロコロとした感覚が伝わる

近年、バスキュラーアクセス部位分類（Vascular Access Sites Classification : VASC）という記録方法も考案されています。これを用いると、穿刺する人が前回と同一人物でなくても、前回のシャント音との比較が可能になります。

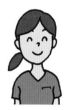

エコーを使ってみよう

　触診だけではイメージできない場合には、エコーを用いた観察を積極的に取り入れてみましょう。

　エコーは、患者への侵襲（しんしゅう）がほとんどなく、簡便に血管の走行や深さ、血管内の状態を可視化することができます。

◆ エコーの活用例

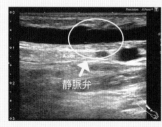

静脈弁を確認する

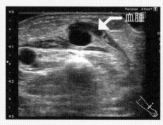

血腫の描出

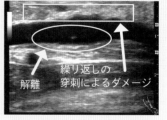

血管前後壁内膜損傷を確認した例

穿刺部位の選定時に用いる客観的データによると、エコー利用は少ない
内シャント造設術時やPTA実施時のデータ ……93.8%
内シャントに関するモニタリングデータ …………59.6%
エコーを活用…………………………………………29.8%

文献5）を参考に作成

◆ 穿刺部の選定時に最も重要度が高いと考える項目とその理由

アセスメント項目	選択した理由
バスキュラーアクセストラブル（感染・腫脹・止血不良など）を起こしにくいと思われる穿刺部	・バスキュラーアクセストラブルの影響を避ける 　　患者の生命予後に直結するため 　　生活への影響を危惧するため 　　身体的侵襲が大きいことを危惧するため 　　今後の穿刺への影響を避けるため 　　透析自体が困難となるため ・バスキュラーアクセスを長持ちさせるため ・バスキュラーアクセスの合併症を避けるため ・安全・確実に透析を行うため ・医療費への問題を考慮するため
再循環率が低い、または再循環を予防できると考えられる穿刺部	・透析治療の目的を考慮して透析を効率よく行うため ・患者の生活や苦痛に配慮して透析効率を上げたいため ・合併症を予防する目的で透析効率を重要視するため
透析中に動いても抜針せず安全に透析が実施できる穿刺部	・長時間の透析を受ける患者の安楽に配慮しているため ・透析の治療時間を安全に過ごすことは治療の前提と考えるため ・透析中の抜針による危険を避けるため
失敗しないと思う穿刺部	・確実に穿刺を行うことを優先するため ・成功率を向上させることでバスキュラーアクセストラブルを予防するため
脱血側穿刺部位は吻合部（ふんごう）から、必ず5cm以上離すこと	・バスキュラーアクセスの狭窄や閉塞のリスクを避けるため ・透析効率も含めた確実な透析を行うため ・感染によるバスキュラーアクセストラブルを防ぐため

文献3)を参考に作成

POINT

吻合部から脱血側穿刺部位を5cm以上離す理由は、主に以下の2点です。
- 繰り返し穿刺をするうちに生じる狭窄の位置が吻合部に近い場合、バスキュラーアクセスそのものの寿命がより短くなる
- 吻合部に近い位置での穿刺に失敗すると、再穿刺部位がなくなる

また、体外循環した血液の再循環を防ぐため、動脈側の針先と静脈側の針先は5cm以上離します。
これらのことを踏まえて、上の表の回答が寄せられたと考えられます。

バスキュラーアクセストラブルを起こさない安定した透析の実施は、患者にとって生きていくために必要な要因のひとつです。
"シャントのどこに針を刺すか"は、透析治療を大きく左右し、バスキュラーアクセストラブルや内シャント閉塞の要因ともなり、患者のQOLや生命予後にも影響を与えかねないものです。
穿刺部位のアセスメントは、その時々で重要度が変化することもありますが、上の表も参考にしてみてください。

穿刺針の持ち方

様々な持ち方がありますが、**穿刺針の把持部を持つ**、または**固定して穿刺する**と金属の内針が外套の中に押し込まれるなどの予期しないトラブルを予防できます。

◆ **穿刺針の構造（例）**

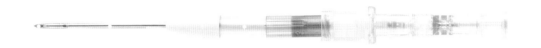

金属内針　　　　外套　　　　クランピングチューブ　　　　　把持部（ハブ）
　　　　　　　　　　　　　　（クランプチューブ）

ハッピーキャス クランプキャスＰ（NEO）画像提供：メディキット株式会社

正しい持ち方

1 把持部を持つ場合

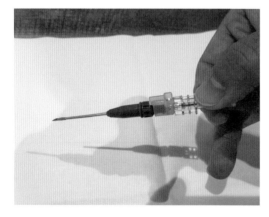
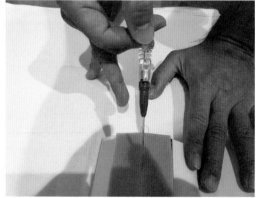

2 把持部を固定して穿刺する場合

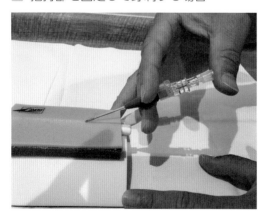
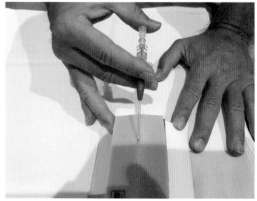

適切ではない持ち方

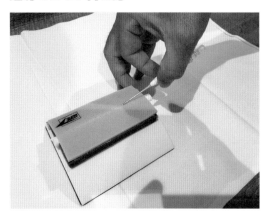

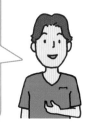

適切ではない持ち方は、クランピングチューブのみ把持しており、把持部が固定されていないため、刺したとき内針が押し負けて外套の中に入ってしまい、穿刺できなくなります。

Part
3

バスキュラーアクセスの基礎

穿刺技術

穿刺角度

近年、多く市販されているバックカット針の第2刃面が約25度であることもあり、AVFでの穿刺角度は約30度が望ましいです。

実際に穿刺している透析看護師を対象に、模擬血管を用いて行った穿刺角度調査では、AVFは約25度、AVGは約28度で有意に針を立てて穿刺している結果となりました。

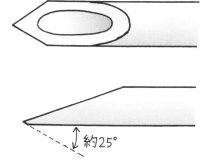

◆ **穿刺角度**

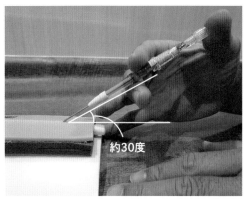

約30度

シャント肢と穿刺針の角度に注意する

◆ **バスキュラーアクセス別の穿刺角度調査**

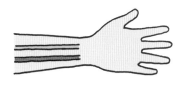

AVF：約25度

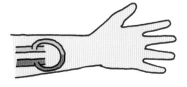

AVG：約28度

文献6)を参考に作成

穿刺

　頭を下げすぎずに穿刺できる体位を取ります。椅子に座ることにより、立位に比べて穿刺者の身体を支える基底面が大きくなるため、安定した体位でしっかりと穿刺に集中できます。

　難しい血管ほど腰を据えて、**血管に正対する体位を整えます**。ときには、穿刺時のみ透析用監視装置のコンソールやベッドを移動することも必要かもしれません。これらのことを行って、慎重に穿刺しましょう。

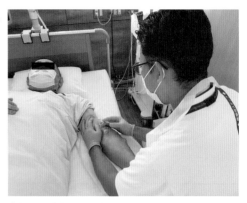

血管に正対できる位置で穿刺する

　穿刺しやすいように患者の腕の位置を調整します。患者の腕、穿刺者ともに安定した状態で穿刺できる体位を整えます。

　手のひらが回外（上向き）の場合と回内（下向き）の場合では、**血管の位置が大きく変わる**ことに注意します。下の写真の赤い線は、血管の位置を示しています。

回外 （手のひら上向き）	中間 （親指上向き）	回内 （手のひら下向き）
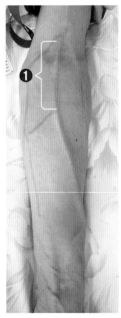	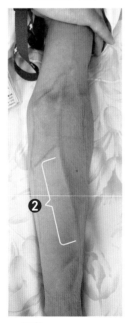	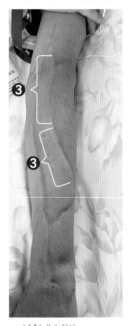
❶前腕2分の1～肘関節までの正中皮静脈に穿刺する場合回外させた方が穿刺しやすい	❷吻合部から前腕2分の1までの部位へ穿刺する場合は中間位もしくは回内	❸撓側皮静脈への穿刺は回内させた方が穿刺しやすい

穿刺の実際

1 穿刺しようとする血管がまっすぐになるように、穿刺者の腕の位置を整える。

> 穿刺の初心者は手首の関節が回外していることが多く、さらに穿刺血管に対して前腕の角度も大きい場合が多いです。一方、熟練者の手首は回内し、前腕の角度も小さいです。位置に注意しましょう。

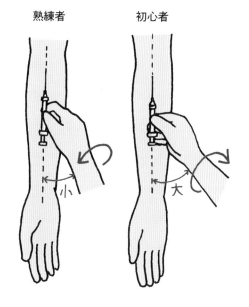

熟練者　　　初心者

2 穿刺する人の利き手が右手の場合、右手薬指と小指で皮膚を手前に引きつつ、左手指で血管を軽く固定する。または、血管を挟むように固定しても良い。

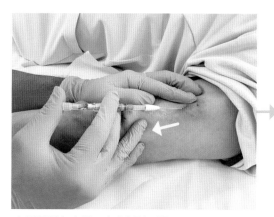

右手薬指と小指で皮膚を引っ張る

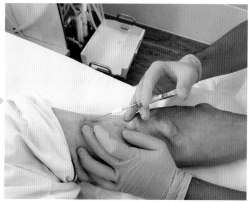

左手指を添えて血管を固定する

別の固定方法

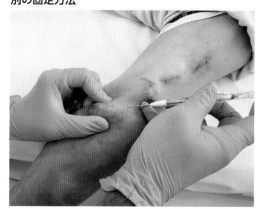

下向き穿刺で挟むように固定

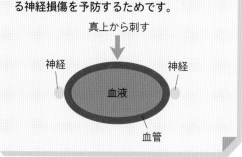

POINT

触診で得た血管の太さ、深さ、走行を頼りに、血管の真上からまっすぐに穿刺します。血管径が最も太いことと、皮静脈に伴走する神経損傷を予防するためです。

真上から刺す

神経　　　　　　　神経

血液

血管

3 穿刺角度は約30度で、"ブスッ"と刺すのではなく"そーっと"針を進めていく。把持部^{はじ}に血液の逆流を確認したら、穿刺角度を10〜15度に寝かせ、少し（2〜5mm）進める。逆流を確認したときにテンション（針の角度を保ち、押し戻されないように支える力）を緩めないようにする。右手でそのまま把持部を固定し、左手で外套を進め留置く。

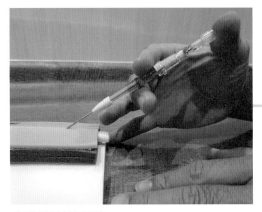

穿刺角度は約30度

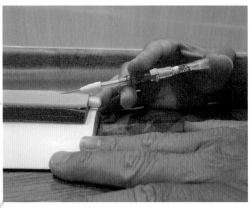

血液の逆流を確認したら穿刺角度を10〜15度にする

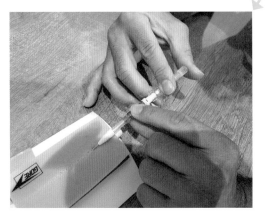

右手でそのまま把持部を固定し、左手で外套を進め留置

ここに注意！

外套を進めたとき、外套内に血液が充填してこなければ、血管の後壁を突き抜けている可能性が考えられます。このときに、内針を再挿入する操作は絶対にしてはいけません。外套を損傷し、**体内に残留させてしまう**ことがあるためです。患者に謝罪し、抜針、止血操作へ移行します。

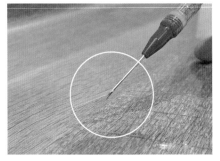

抜いた内針の再挿入によって、外套を突き破ってしまうことがある

　同一部位への頻回な穿刺、不十分な止血による仮性瘤の形成、中枢側の狭窄（きょうさく）などによって瘤が形成されますが、ほかに適切な穿刺部位が見つからず、瘤の周囲に穿刺をしなければならないケースもあります。その場合、**瘤自体には針を刺さず**、その手前でなおかつ毎回穿刺部位を少しずつでもずらして穿刺することを心がけます。

　また、瘤はその中枢に狭窄を併発していることがまれではなく、血管内圧が高くなっていて、止血不良なことも多々あります。そのような場合には、穿刺後一度皮下を這（は）わせてから血管内へ針を挿入すると、皮膚弁作用が働き、止血時間の短縮が期待できます。

◆ 瘤周辺の穿刺方法

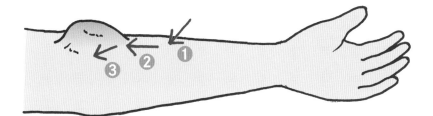

❶ 瘤から少し離れた位置に、皮下まで針を刺す
❷ 針を水平に寝かせ、皮下を這わせるように進める
❸ 瘤近くで針を血管に挿入する

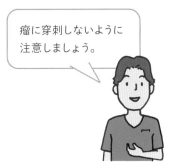

瘤に穿刺しないように注意しましょう。

やってはいけない穿刺

　後壁穿刺を予防する意味で、穿刺後に血管内で針先を180度回す操作をすることがあります。しかし、**血管内膜の損傷（じゃっき）を惹起する**ため控えましょう。

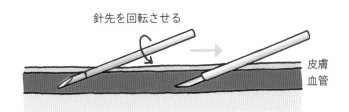

針先を回転させる

皮膚
血管

穿刺のコツ、心構え

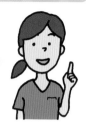

　穿刺技術上達のコツは、血管アセスメント技術の向上と、穿刺時に自分の思い通りに穿刺針を操作する安定した手技を獲得することです。また、常に患者と真摯に向き合う姿勢を持ち続けることは、自分の穿刺技術と向き合うことにつながります。

　安定した手技を獲得する、上達するためには、毎回シャントの状態を観察・アセスメントし、**集中して穿刺に取り組む**ことが大切です。特に念入りに触診し、血管の走行、蛇行の有無、血管の深さは変わらないか、血管の太さと内腔の広さは比例しているか（血管壁の肥厚や石灰化により血管内腔が細くなっていないか）、穿刺しようとする血管の可動性などを慎重に観察したあとに穿刺します。

　穿刺部位の選定に際しては、患者に指定された部位に穿刺するのではなく、感染徴候はないか、瘤を形成していないか、同一部位への繰り返しの穿刺により穿刺止血不良となってきていないか、などを考慮していることを伝え、**患者とよく話し合い納得してもらって、**穿刺部位を決めるよう心がけることが重要です。

POINT

緊張している患者、穿刺への不安や痛みの増強がある患者には、深呼吸をしてもらい呼気に合わせ穿刺すると痛みが軽減したという事例が多くあります。

これは、穿刺への不安や緊張で交感神経優位になっている患者に対し、深呼吸をすることで副交感神経優位への変換を促し、緊張状態の軽減を図ることを目的に行う看護技術です。患者とともに穿刺成功体験を作り上げているという一体感も生まれ、患者との信頼関係構築にも寄与していると考えられます。

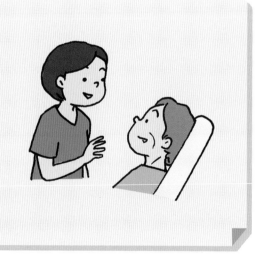

参考文献 1)日本透析医学会統計調査委員会：わが国の慢性透析療法の現況（2017年12月31日現在）. 日本透析医学会雑誌、2018年、51巻12号、732、762. 2)久木田和丘、大平整爾、天野泉他：慢性血液透析用バスキュラーアクセスの作製および修復に関するガイドライン. 日本透析医学会誌 2011年、44巻9号、855-937 3)木村剛：透析看護認定看護師が用いる内シャント穿刺部位の選定技術. 2020年、Vol.22 No.2、78-88 4)徳田勝哉：「バスキュラーアクセスに対する理学所見の可視化」第24回日本透析アクセス医学会学術集会・総会抄録. 2020年、83 5)木村剛：「看護師による透析用留置針を用いた人工血管（AVG）穿刺技術の解析～後壁穿刺を生じやすい穿刺技術とは～」第24回日本透析アクセス医学会学術集会・総会抄録. 2020年、137 6)Deaver, K., & Counts. C. Vascular access for hemodialysis. In C.S Counts(Ed.), Core curriculum for nephrology nursing: Module 3.Treatment options for patients with chronic kidney failure(6th 2015 ; ed. pp.167-226).Pitman, NJ: American Nephrology Nurses' Association.

Part 4

血液透析療法の観察

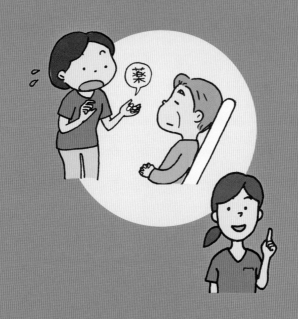

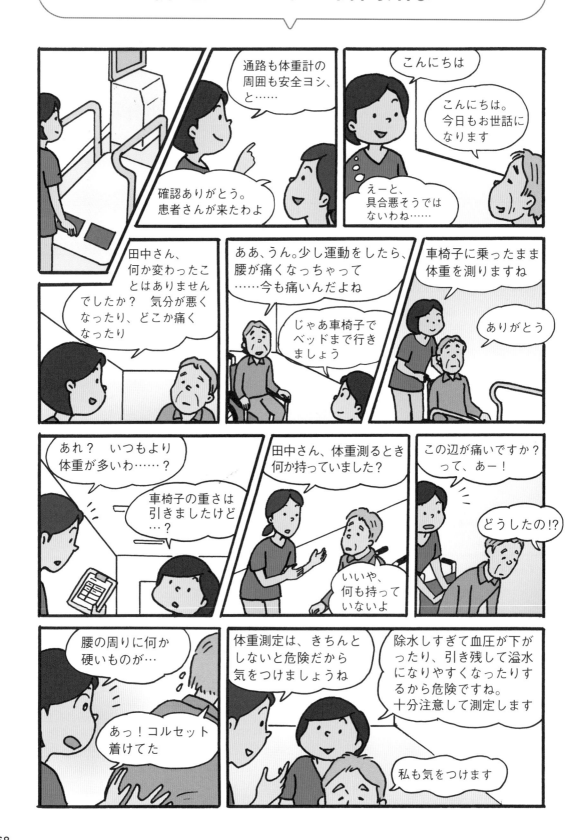

透析前の観察

　これから行われる血液透析による身体への影響を最小限にするために、患者と十分に会話し、身体や心の状態、自宅での状況などについて情報収集します。また、透析機器や透析液の組成異常、透析に使用される薬剤・資材・衛生材料に異変や間違いがないか確認し、透析が安全に行えるよう環境を整備します。

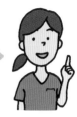

- 入室時の患者の変調を的確にとらえ対処し、透析療法による身体への負担を最小限にします。
- 安全で安楽な透析療法が行えるよう透析環境を整えます。

血液透析中の看護師の役割は…

　安全で効率の良い、安定した透析療法を行い、尿毒症や溢水（いっすい）（⇒P75）状態を改善し、**透析による副作用の出現**や長期透析合併症を防ぐための支援を行います。
- 透析療法に対する不安や苦痛を取り除くこと
- 帰宅後の生活にも影響を与えず、ADLを維持し自立した日常生活が送れること
- 長期透析合併症の遅延、予防すること
- 自己管理の負担を軽減すること
- 多職種と連携し協働すること

透析環境を整える

　透析患者は易感染症であることや、血液を介した感染のリスクがあるため、**スタンダードプリコーション**（標準予防策。病院内感染予防の標準的な対策のこと）**を徹底**し、感染症が疑われる場合は感染経路別に対策して感染予防に努めます。患者にもマスクを着けてもらいます。必要に応じて寝具交換、ベッド位置や間隔、ほかの患者との接触を避けるため透析開始時間を考慮すること（⇒P194）も必要です。また皮膚疾患などで滲出液（しんしゅつえき）を伴う場合には、使い捨てのシーツを使うなど感染の拡大を防止します。

　床の消毒やプライミング（⇒P77）、ダイアライザと透析液ラインの接続時などに、水滴が床に落ちることがあります。またベッド周りには透析機器や医療機器が置いてあり、機器そのものやコードなどにつまずき、**転倒する危険があります**。特に高齢者は視力や運動機能の低下があり、また自律神経障害による起立性低血圧を起こしやすいため、移動時やベッドの着離床時はスタッフが付き添うようにします。また体重測定時も付き添って体重を確認します。

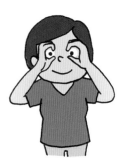

◆ 透析室内の環境整備ポイント

- ☑ 転倒や転落の危険因子はないか
- ☑ 感染防止対策がとられているか
- ☑ ダイアライザ、血液回路、穿刺針、抗凝固薬、その他必要物品に誤りはないか
- ☑ 透析液濃度に異常はないか
- ☑ 透析関連機器に異常はないか
- ☑ 血液ガス分析器、電解質測定器、浸透圧計が校正されているか

◆ つまずきやすい場所

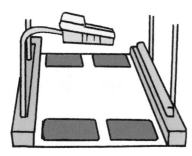

体重計との段差

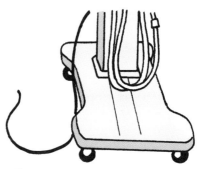

機器のコード

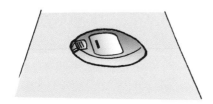

床の突起物（フロアコンセント、ドアストッパーなど）

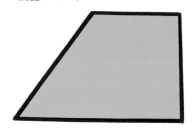

敷物の縁

◆ 滑りにくい履物

踵のある履物を履くことも、転倒予防になります。

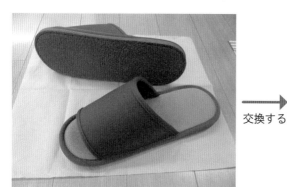

滑りやすいもの

交換する

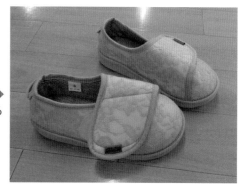

滑りにくいもの

◆ 体重測定の注意点

☑ 体重計の表示はリセットされているか	☑ 荷物を持って体重計に乗っていないか
☑ パジャマ、下着の重さはいつもと同じか	☑ パジャマのポケットに物が入っていないか
☑ 装具やホルター心電図などの装着物はないか	☑ 体重測定後に飲食や排泄はしていないか

透析前の患者観察

　患者と十分に会話をして身体や心の状態、自宅での状況などを確認し、患者の状態を把握して、**随時透析条件を検討します**。特に出血性疾患が疑われる場合は、抗凝固薬の使用により出血を助長し、重篤な状況に至る危険があるため、抗凝固薬の検討が必要です。

　降圧薬や昇圧薬の飲み間違いは、透析中の血圧に影響を及ぼすため内服状況も確認します。また、β遮断薬・冠拡張薬のテープが処方されている患者では、血管拡張作用で血圧低下を生じることがあるため貼用状況も確認します。

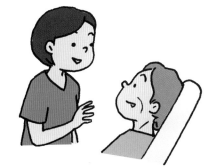

◆ 患者の状態把握のポイント

☑ 歩き方、表情、声の質や大きさに変調はないか	☑ 意識状態、精神状態に変調はないか
☑ 態度が日頃と変わらないか	☑ 知覚、構音、運動障害はないか
☑ 食事摂取状況を確認する	☑ 体重増加量はいつもと変わらないか
☑ 規則正しい生活、睡眠状態、生活活動に問題はないか	☑ 体調は順調で安定しているか
☑ 内服状況や冠拡張薬のテープを貼用しているか確認する	☑ 病室や自宅での血圧、血糖値の異常、発熱、変調、苦痛の有無を確認する
☑ 透析開始前の血圧、脈拍、体温、呼吸状態に異常ないか	☑ 浮腫、皮下出血、結膜出血、血尿がないか
☑ バスキュラーアクセスの状態に変わりはないか	☑ 血液データに異常はないか
☑ 便秘をしていないか	

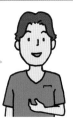

> 原疾患、合併症により必要な観察をしましょう。

ドライウェイト

ドライウェイトとは

　身体によけいな水分がなく、心臓に負担がかからず、生活や仕事をするうえで体調が良いと感じられる体重をドライウェイトといいます。ドライウェイトを基準にして、**透析時の除水量を決めたり、体重管理を行ったりします。**

　透析後には適切なドライウェイトになるよう心がけます。

透析間隔	体重増加の目安
中1日	ドライウェイトより3〜4％以内
中2日	ドライウェイトより5〜6％以内

心胸比（CTR）

　心胸比（CTR）は、胸郭の横幅に対して心臓の大きさがどのくらいの割合かを見ることです。

$$心胸比 = (a + b) \div c \times 100（\%）\quad 50\%以内が目安$$

　心胸比が大きいときは、過剰な水分がたまっている可能性があり、ドライウェイトを下げる必要があります。また、心臓に疾患がある場合も心胸比は大きくなります。

　心胸比は、そのときの数値だけではなく以前のものと比較して**経過を見る**ことが重要です。

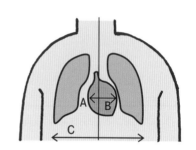

心胸比が小さい	心胸比が基準値内	心胸比が大きい
気力がない 筋肉がつる 血圧が低くなる シャント閉塞の危険	体調が良い むくみがない 血圧が正常で安定している	身体が重い むくみがある 血圧が高い 息苦しい 心不全になりやすい
ドライウェイトを上げる	適正ドライウェイト	ドライウェイトを下げる

透析開始前の症状マネジメント

いつもより体重が増加している患者のアセスメント

　体重がいつもより増加している患者は、水分、塩分の過剰摂取によって体液量が増えていると考えられます。**心拍出量が増加し心負荷の状態**で、うっ血性心不全や肺水腫を起こしていることがあります。逆に、便秘によっても体重が増えることがあるため、便秘に気づかず除水設定をしてしまうと、過剰な除水となって血圧低下を起こす危険があります。

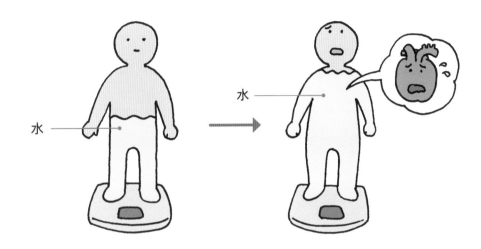

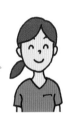

透析に由来する症状や合併症を起こさず、死亡率が低く、長期的な予後が良い状況を目指し、患者個人の状態に合わせて透析時間や血液流量、ダイアライザの種類、尿毒素の除去量などを最適な設定で行う透析を至適透析といいます。

原因	水分、塩分摂取による体液量の増加、便秘による体重の増加など。
考えられる状態	心拍出量が増加し心負荷の状態。うっ血性心不全や肺水腫の危険があります。
観察事項	血圧、脈拍数と性状、呼吸状態（呼吸の種類、体位による変化、肺雑音の有無や種類）、浮腫、咳嗽、痰の性状などを観察します。 食事・水分摂取状況のほか排便状況も確認します。
対処法	うっ血性心不全や肺水腫が疑われる場合は、酸素飽和度を測定し、医師の指示で除水量の決定と酸素吸入を行います。横になると苦しくなるので半座位で透析を開始し、少しでも早く余剰な体液を除水します。

血圧が高い患者のアセスメント

いつもより血圧が高い患者は、体液量の増加による**体液量依存性高血圧**が疑われ、心拍出量、末梢血管抵抗の増加により心負荷が増加しています。

降圧薬の飲み忘れによっても、血圧が高くなっていることがあります。

| 原因 | 体液量の増加による体液量依存性高血圧、降圧薬の飲み忘れなど。 |

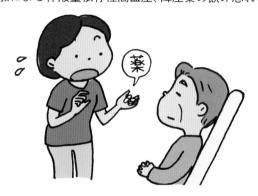

| 考えられる状態 | 心拍出量、末梢血管抵抗の増加により心負荷が増加しています。 |

| 観察事項 | 体重増加量、脈拍数と性状、呼吸状態、浮腫、咳嗽、痰の性状などを観察し、降圧薬の内服状況を確認します。 |

| 対処法 | 血圧が高い場合は、横になるとさらに血圧が上昇するので半座位〜座位で透析を開始し除水します。
ベッド上安静後も血圧が高い場合や、穿刺によりさらに血圧上昇が予測される場合には、降圧薬を内服して血圧の下降を確認してから透析を開始します。 |

血圧が低い患者のアセスメント

透析開始前から血圧が低い患者は、心機能の低下、貧血や低アルブミン血症、消化管などからの出血、体液欠乏などによって、**心拍出量の低下により心負荷がかかっている状態**と考えられます。降圧薬の飲み間違いや昇圧薬の飲み忘れが原因となっていることもあります。

| 原因 | 貧血、低アルブミン血症、心機能低下、消化管などからの出血、体液欠乏、降圧薬の飲み間違いや昇圧薬の飲み忘れなど。 |

| 考えられる状態 | 心拍出量の低下。 |

| 観察事項 | 体重増加量、脈拍数と性状、呼吸状態、皮膚のツルゴール（張り）、口渇、頭痛、意識障害の有無などを観察し、降圧薬や昇圧薬の内服状況を確認します。 |

| 対処法 | 出血が疑われる場合には抗凝固薬の種類を検討します。
昇圧薬の飲み忘れであれば透析前に内服します。 |

血圧が低いときの除水

　透析を開始すると、体外循環による有効循環血液量の減少によって**さらに血圧が低下する**危険があります。透析開始時に体外循環血液量と同量の生理食塩水の補液、高張液の補液をすることやECUMで開始し血圧が上昇したら透析モードに切り替えるなどで、血漿浸透圧の低下を防ぎます。除水は緩徐に行い、血圧が安定したら通常の除水設定に変更します。血圧が安定せず除水できない場合は、原因疾患の治療とともに透析方法の変更や臨時透析で溢水を防ぐ必要があります。

◆ 通常の透析を開始したとき

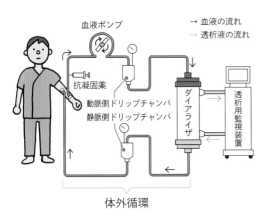

血液回路内に充填される量の血液が体外に流出するため、体内の血液量が減少し、血圧低下を起こす危険がある

◆ ECUMで透析を開始

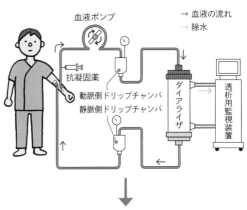

血圧が上昇したら透析モードに変更

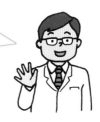

ECUMは、extracorporeal ultrafiltration methodの略で「体外限外濾過法」のことです。身体の過剰な水分のみを除去する目的で行います。
　溢水は、体内に水分が過剰にたまっている状態です。血液以外に細胞外（間質）の水分も過剰なため、浮腫がみられます。

◆ POINT ◆

通常、体重増加が多いと心拍出量が増えるため血圧は上昇しますが、心機能が低下している患者では心臓から血液を十分に拍出することができず、血圧は低下します。透析開始前に血圧が低くても、除水が進んで全血液量が適正化すると心拍出量は増加するため、血圧は上昇します。

透析中の観察

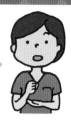

透析中は、透析による副作用が出現したり、透析機器の異常や設定ミスなどのトラブルが起こる危険があります。患者の状態を十分に観察するとともに、透析機器の確認を常に行います。

● 循環動態の変動を最小限にし、透析に起因する症状の出現を防ぎます。
● 透析中のトラブルを防ぎ、安全で安楽な透析療法が行えるよう多職種と協働します。

　透析中は、体外循環に伴う循環動態への影響による透析副作用の発症、透析機器の異常や設定・操作ミス、穿刺針の自然・自己抜針、ベッドからの転落など**医療事故の危険**があります。透析副作用の出現により、患者は苦痛や不安を感じ、ときには透析療法に対する恐怖心を抱いてしまうことがあります。透析副作用を起こさないような透析方法を設定することが重要ですが、発症した場合は即時に対処し、なぜこのような症状が起こったのか、発症を防ぐための対策についてわかりやすく説明し、不安を取り除くことが必要です。また、訴えがなくてもまめに声をかけ、いつも見守っていてくれる、**何かあったらすぐに対処してくれると患者に安心してもらえるように接する**ことが大切です。

◆ 透析中の観察ポイント

☑ 患者に変調はないか

☑ ベッドからの転落など、危険はないか

☑ バイタルサインに変動はないか

☑ 穿刺部位の観察、血流量は確保されているか、抜針の危険はないか

☑ 穿刺針や血液回路のテープ固定によるシャントへの影響、皮膚損傷の危険はないか

☑ 透析用監視装置の確認

☑ ダイアライザ、血液回路内の凝血の有無

☑ ダイアライザ、動静脈チャンバ内の血液の色

☑ 透析液側排液の色

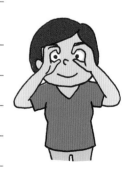

透析中のコミュニケーション

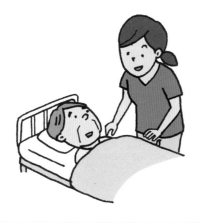

訴えがなくても
まめに声をかける

寄り添い会話をする

同一体位により苦痛を感
じる部位をさすったり、
マッサージしたりする

いつも見守っていてくれ
る、何かあったらすぐに対
処してくれると、患者に安
心してもらえるように接
する。いつもベッドサイド
にいることが大切

統合失調症や認知症の患者には
● 患者の状態や行動をよく観察する
● 患者の話や訴えをよく聴く
● 患者の時間に合わせ、受容的態度で接する
● 患者の言うことを否定したり、刺激したりしない
● 患者に安心感を与える
● 監視体制を整える

穿刺～透析開始操作

1 透析用監視装置の準備が完了したら、プ
ライミングを行い、ガスパージしダイア
ライザ内の液置換を行う。
2 来院時に、シャント肢を石鹸（せっけん）で洗っても
らう。自分で洗えない場合は清拭をする。
3 シャント音・スリル・感染など異常の有
無を「見て・聞いて・触れて」確認する。
4 穿刺（せんし）部位を決め、患者に穿刺部位の説明
をする。

 POINT

プライミングは、ダイアライザと血液
回路を組み立てて透析用監視装置に接
続し、透析が開始できるようにする準
備工程のことです。接続後には、透析
液を充填して空気を追い出すガスパー
ジをします。

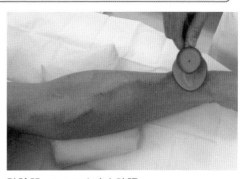

聴診器でシャント音を確認

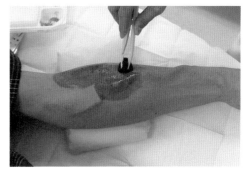

穿刺部とその周囲を消毒する

5 良肢位を保持後、穿刺部および
周囲を消毒する。
消毒は穿刺部を中心に、広範囲
に円を描くように行う。
余剰の消毒液があれば、滅菌ガー
ゼでふき取る。

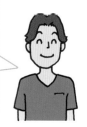

消毒液には、消毒用アルコール、
ポビドンヨード（10％イソジン液）
などが用いられます。ポビドンヨー
ドの場合、確実な消毒効果を得る
ためには時間が重要で、塗布後
乾燥するのを目安とします。

6 駆血（血流を一時的に止め、血管を怒張させる）し、消毒した部位に穿刺する。**駆血
は短時間で済ませる。**
穿刺針は、脱血部と返血部の2本留置し、シャント吻合部（ふんごう）から近位（末梢側（まっしょう））を脱血部、
遠位（中枢側）を返血部にする。

POINT

一般的に、穿刺針の向きは血流に沿っ
て、脱血部は末梢側向きに、返血部は
中枢側向きに穿刺します。脱血部、返
血部ともに中枢側向きに穿刺する場合
は、再循環（⇒P111）しないように
間隔をあけます。

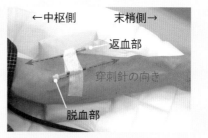

←中枢側　　末梢側→
返血部
穿刺針の向き
脱血部

脱血部と返血部の2本穿刺する

7 穿刺針をテープで固定し、穿刺部を滅菌ガー
ゼまたは絆創膏（ばんそうこう）で保護する。
8 血液の逆流を確かめ、動脈側（脱血側）、静
脈側（返血側）血液回路に接続する。

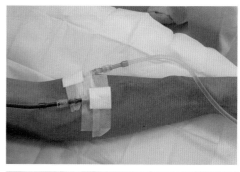

9 血液回路をテープで固定する。
穿刺針、血液回路の周囲をテープで覆うよ
うに密着させ、皮膚に押しつけることのな
いように固定する。体動や発汗などにより、
テープが剥離（はくり）し抜針の危険があるため、体
動してもつれないよう血液回路の長さに余
裕を持たせ、ループを作ってしっかりと固
定し、**常に穿刺部位の観察を行う**（⇒P112）。
10 透析用監視装置を運転にして体外循環を開
始する。

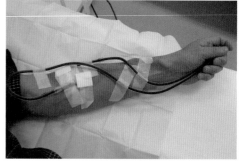

血液回路の固定の不備は、重篤な事故につながるため、しっかりと固定しましょう。
テープを剥がす際は、テープと一緒に皮膚が剥離したり、皮下出血を起こしたりしないよう、引っ張られる部分の皮膚を指で押さえ、テープを折り返してできるだけゆっくり剥がします。また、体毛の方向に逆らわずに剥がすようにします。

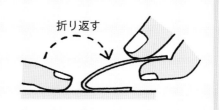

折り返す

透析用監視装置の確認事項

☑ プライミングは清潔操作で行われ、生理食塩水1,000mL以上で洗浄しているか

☑ ダイアライザ、血液回路内に生理食塩水が充填され、動静脈チャンバ内の充填量は適正か

☑ ダイアライザと血液回路はしっかりと接続されているか、抗凝固薬注入ライン、補液ライン、薬液注入ライン、液面調整ライン、返血ラインはクランプ(遮断)されているか

☑ 静脈圧ポートラインは接続されているか

☑ 気泡検出器のスイッチは入っているか

☑ 透析液濃度に異常はないか

☑ ダイアライザ、血液回路、穿刺針、抗凝固薬に誤りはないか

☑ ガスパージはされているか

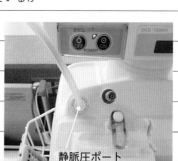

静脈圧ポート

☑ 除水設定、総除水量、除水速度は正確に入力されているか

☑ 抗凝固薬の注入速度は正確に入力されているか。またスイッチは入っているか

☑ 透析(HD・HDF・HFなど)モードになっているか

☑ 穿刺針、血液回路の固定はしっかりとされているか

☑ 脱血状態は良好か、血流量は指示量になっているか

☑ 静脈圧、透析液圧に異常はないか、上限、下限設定が適正か

☑ 透析液温度は適切か

☑ 透析液流量は指示量になっているか

透析方法により確認項目が追加されます。
透析条件や設定ミス、透析用監視装置の入力ミスを防ぐために、チェックリストを用いて複数名で確認を行いましょう。

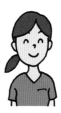

透析中の一時離脱方法

透析中にトイレに行きたいと訴えがあった場合、透析を一時的に中断して離脱しますが、抜針してしまうと止血に時間を要したり、離脱中に出血したりする危険があります。また、透析を再開するときには、再穿刺しなくてはなりません。透析中の一時離脱は、**抜針せずに離脱する**ようにします。

緊急時（災害など）に透析を離脱し避難する場合にも、この方法が取られることがあります。

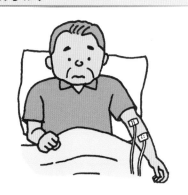

離脱時のポイント

- 患者から訴えがあったときは即座に対応し、スムーズに離床できるように離脱操作は短時間で行います。
- 離脱している時間が長いと透析時間が短くなり、透析効率の低下につながります。必要に応じて患者と相談し、透析時間を延長します。
- 離床時や歩行時に起立性低血圧を生じることがあります。また排便後、大腸の緊張がとれて迷走神経が刺激され、徐脈や血圧低下を起こすことがあります。意識消失や転倒などの危険があるため、**必ずスタッフが付き添い**、必要時は車椅子で移送します。
- 離脱中は、ダイアライザおよび血液回路内の血液を循環させ、凝血を防ぎます。

血圧が低下することによって便意をもよおします。この場合は、補液で血圧回復を優先します。それだけでも便意が消失することがあります。

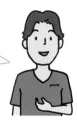

一時離脱の手順

◈ 必要物品

- エキステンションチューブ
  （両側スリップコネクタ 1本、両側内面ルアーロックコネクタ 1本）
- ペアン鉗子 4本（血液回路の脱血側と返血側にクランプが付属している場合は2本）
- テープ、ガーゼ、三方活栓キャップ

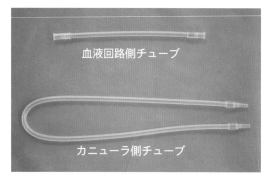

血液回路側チューブ

カニューラ側チューブ

エキステンションチューブ

患者側

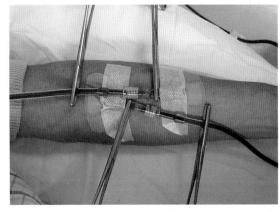

1 血圧を測定し、高値でなければ離床時の血圧低下を防ぐため、ダイアライザおよび血液回路内の血液を生食置換法で約2分の1〜全量返血する。

2 脱血側の穿刺針側と血液回路、返血側の穿刺針側と血液回路の4カ所をクランプし、穿刺針と血液回路の接続を外す（逆流防止機能付きカニューラの場合は血液回路の2カ所）。

4カ所をしっかりクランプする（ペアン鉗子4本使用）

3 脱血側と返血側の穿刺針をエキステンションチューブ（両側スリップコネクタ）で接続し、血液を循環させる。または、穿刺針にヘパリン生食を充填し三方活栓キャップをする。

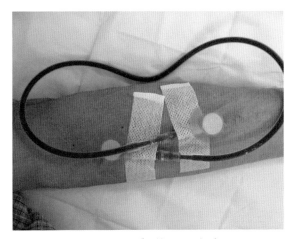

エキステンションチューブを使用する場合

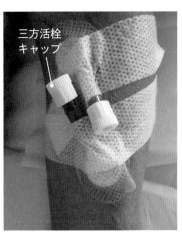

三方活栓キャップ

三方活栓キャップを使用する場合

4 離床時に穿刺針が抜針しないよう**テープ固定をしっかり行う。**

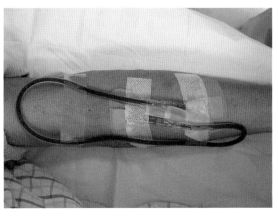

エキステンションチューブの固定例

5 血圧低下や気分不快のないことを確認し、離床の介助をする。

トイレ歩行の場合、余裕があれば排泄前の体重を測定する。透析再開時は、帰床時の体重を測定し除水量を再設定する。この際、**体外循環血液量も帰床時の体重に加算して計算する。**

透析用監視装置側

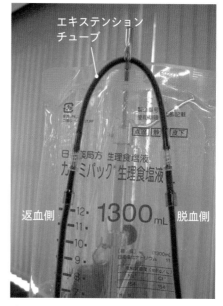

6 脱血側血液回路と返血側血液回路をエキステンションチューブ（両側内面ルアーロックコネクタ）に接続する。

7 ダイアライザおよび血液回路内の血液を循環させ、凝血を防ぐ。

8 透析は一時中断する。

血液回路をエキステンションチューブでつなぐ

一時離脱からの復帰（透析の再開始）

9 透析再開時は、血液回路に接続したエキステンションチューブを外し、脱血側血液回路と返血側血液回路をそれぞれ脱血側、返血側穿刺針に接続する。

10 総除水量と除水速度を再設定し、運転ボタンを入れ透析を再開する。

HDでは除水を停止、HDFでは除水と透析濾過型人工腎臓用補充液の補液を停止します。
各透析機メーカーにより異なりますが、透析工程スイッチ（準備回収、血液回収、停止など）を入れることで自動的に除水、補液が停止されます。

ここに注意！

　透析中にトイレへ行く羞恥心やスタッフに迷惑をかけるとの遠慮から、我慢してしまう患者もいます。透析中に、落ち着かない様子や終了時間を気にする様子がうかがえる場合には、静かに聴いてみます。また透析中にトイレに行きたくなることは誰にでもあり、いつでも離脱可能であること、トイレを我慢すること自体が血圧変動をきたす危険があることを説明しておきます。

　透析中の一時離脱は、離床中の血圧低下や抜針事故、透析時間の短縮による透析効率の低下、ダイアライザ・血液回路内の凝血による失血などの危険を伴います。不必要な一時離脱を避けるため、利尿薬や下剤の内服時間を検討します。

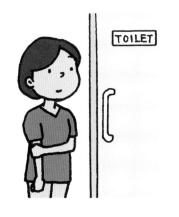

透析終了操作

1. 指示された透析時間および除水完了後、体外循環されている血液を患者の身体に戻す。
2. 透析終了を患者に告げ、バイタルサイン・全身状態に異常のないことを確認する。
3. 透析終了時、注射の指示がある場合は、静脈側の血液回路から注入する。

POINT

動脈側から注入すると、薬剤によっては透析されたり、ダイアライザの膜に吸着されたりすることがあります。ただし、輸血の場合は、透析中に動脈側の血液回路から点滴し、ダイアライザに通してカリウム（K）を除去しながら行います。

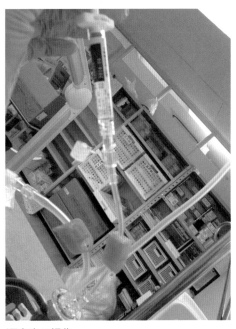

返血中の操作

4 透析用監視装置の運転状況を準備・回収、血液回収または終了（透析機メーカーにより異なる）に切り替える。

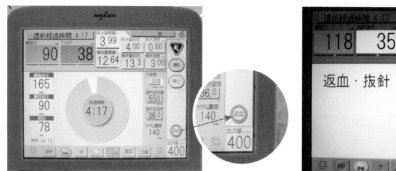

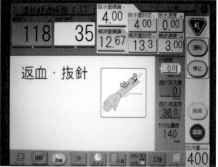

透析用監視装置の運転状況画面例　　返血ボタンを押して終了の操作画面に切り替える

5 血液ポンプを止め、動脈側血液回路をクランプする。

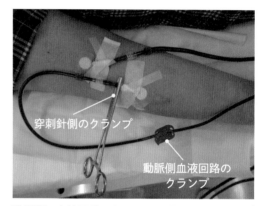

動脈側の血液回路であることを確認してクランプする

6 穿刺針と血液回路の接続を外す。

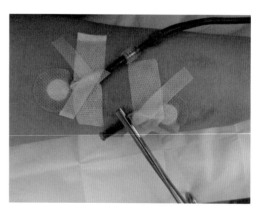

血液回路を外したところ

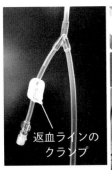

返血ライン

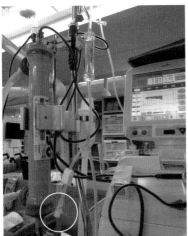

丸で囲んだ部分に接続する

7 血液回路を返血ライン（補液ラインのコネクタ）に接続し、動脈側血液回路のクランプと返血ラインのクランプを開き、血流量100mL/min前後で生理食塩水を注入しダイアライザ、血液回路内の血液を身体に返す。

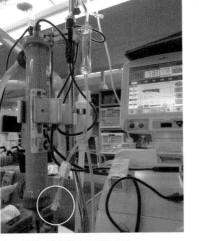

接続したところ

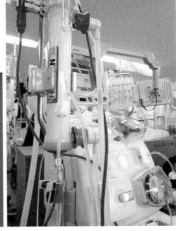

生理食塩水を注入して血液を体内に戻す

8 血液が生理食塩水で置換されたら血液ポンプを止め、静脈側血液回路をクランプする。

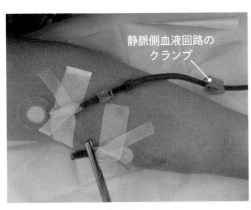

置換されていることを確認する

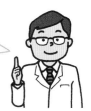

血圧が低い場合は、さらに生理食塩水を補液します。

9 バイタルサイン・全身状態を確認後、異常がなければ穿刺針を抜針する。
穿刺部を消毒後、**抜針することを告げてから抜針する**。滅菌ガーゼまたは滅菌止血綿で圧迫、テープ固定し、用手止血または止血ベルトか止血クランプをする。

10 血圧が低い場合や気分不快がある場合は、静脈側は抜針せずに生理食塩水などで血管確保し、状況に応じた対処を行う。

止血方法

　止血手技は、シャントに与える影響が大きいため、シャントトラブルを起こさないように十分に注意して、清潔操作で感染を予防し確実な止血を行います。

　シャント血流量は皮静脈より多く、平均500～1,500mL/min程度あります。また透析中に抗凝固薬を使用しているため、**透析後数時間は血液凝固時間が延長しており**、止血には10～15分前後かかります。

　止血は、強すぎず弱すぎず、シャント音やスリルが確認できる程度の強さで押さえます。皮膚と血管の穿刺孔は若干ずれているので、2カ所の穿刺孔を押さえるつもりで、2～3本の指の腹を使って圧迫します。

　止血は用手止血が基本です。止血ベルトや止血クランプを使用する場合は、シャント音、スリルが消失しないように注意し、長時間の使用はシャント閉塞の原因になるので避けます。人工血管留置者（人工血管内シャント（AVG）の人）への止血ベルト、止血クランプの使用は**禁忌**で、必ず医療者が用手止血をします。

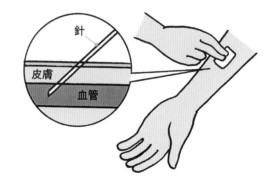

◈ **押さえの強さ**

適切な強さ	強すぎる	弱すぎる
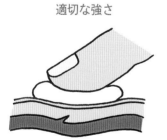	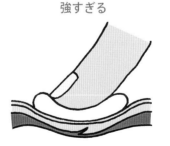	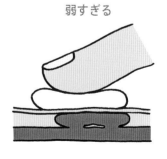
出血せず、シャント音、スリルが消失しない程度の強さ	シャント血流を遮断し、シャント閉塞を起こす危険がある	出血、皮下血腫や瘤を形成する危険がある

透析終了後の観察

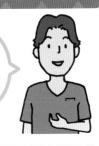

透析が無事に終了しても、帰宅途中や帰宅後に体調が悪くなることがあります。離床時の患者の状態を観察し、安全に帰宅できる状態か確認します。また、多職種と連携して透析の評価を行い、次回透析の検討をします。

- 安全に帰宅できる状態であるか確認します。
- 透析経過をアセスメントし、次回透析の計画を立てます。

透析後の患者の状態に注意する

　透析後は、循環血漿量の減少や血漿浸透圧の低下により不均衡症候群や血圧低下、不整脈などが起こりやすくなっています。特に高齢患者や糖尿病の患者は、血管内へのプラズマリフィリングが遅く、交感神経活動の低下、動脈硬化のため、血管外の水分貯留にかかわらず、透析後にも低血圧（特に起立性低血圧）を起こしやすい傾向があります。離床時や帰室途中の血圧の低下は転倒やシャント閉塞などの危険を伴うため、透析後は十分時間をかけて徐々に座位を取り、**血圧が安定してから離床します。**

　ジギタリス製剤を内服中の患者は、透析後の血清カリウム値の低下によりジギタリス中毒を起こす危険があります。ジギタリス中毒の主な症状には、嘔気、食欲不振などの消化器症状、めまい、光がないのにちらちら見えるといった視覚異常、頭痛など目や神経の症状、不整脈、高度な徐脈や発作性心房性頻拍、多源性心室性期外収縮などの心症状があります。早急に対処しなければ重篤な状態に至ることもあるため、きめ細かな観察を行い**異常の早期発見を心がけ**、実際に異常が起きたときは、迅速に対処することが重要です。

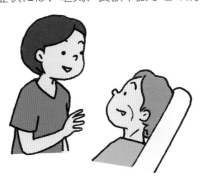

POINT

血液透析により減少した血管内の水（血漿）が細胞外の水（間質液）で補充される作用を、プラズマリフィリング（plasma refilling、血漿再充填）といいます。除水による血管内圧の低下や血液中の蛋白質による水を引き込む力（膠質浸透圧）のため、間質液が血管に移動しやすくなりますが、移動には多少時間がかかり、その間は血漿量の低下を完全には補えないため、血管外の水はあるのに血漿が低下（血圧低下）するという状態になります。これを補うために交感神経の活動が活発になりますが、交感神経の活動でも追いつかなくなるとやはり血圧は低下します。

◆ 透析後の観察ポイント

- ☑ バイタルサイン

- ☑ 不均衡症候群、胸部症状、腹部症状、筋痙攣（けいれん）など透析による副作用の有無

- ☑ 止血状態

- ☑ シャントの状態

- ☑ 離床時の患者の変調

- ☑ 体重、除水誤差の有無

- ☑ ダイアライザ、血液回路内の残血状態

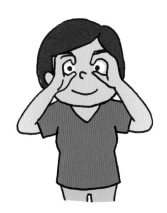

透析療法の評価・次回透析条件の検討

　透析中の患者の症状や様子、バイタルサインの変化など透析による影響、バスキュラーアクセスの状態、脱血・止血状態、静脈圧異常や血管痛の有無、ダイアライザや血液回路内の残血状態などの評価を行い、透析療法を評価し、次回の透析方法や条件設定を検討します。

◆ 透析後の情報共有

治療情報の提供
- ・検査データ
- ・注射薬、内服薬の評価
- ・他科診療の情報　　など

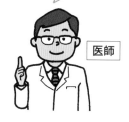

医師

身体的・心理的状態の情報提供
- ・バイタルサイン、体重増加量
- ・自・他覚症状
- ・血管痛などシャントの状況
- ・止血状態
- ・体動やイライラなど患者の様子
- ・離床時の状態　　など

透析に関する情報提供
- ・静脈圧
- ・脱血状態
- ・残血状態
- ・除水量、終了時体重
- ・透析時間
- ・透析効率　　など

総合判断
次回透析条件の変更指示

看護師

専門性はありますが、
透析中の情報収集に役割分担はありません。
多職種で患者を観察し、情報を共有します。

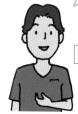

臨床工学技士

（参考文献）1)篠田俊雄、杉田和代編：CKD患者の療養指導ガイド　どうする？透析導入前後の支援. 学研メディカル秀潤社、2014年、126-142. 2)松岡由美子、梅村美代志編：腎不全・透析看護の実践. 医歯薬出版、2010年、89-103.

Part 5

透析療法中の
トラブルと対応

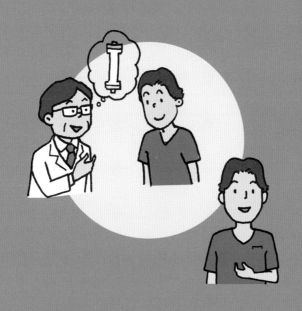

トラブルにも冷静に

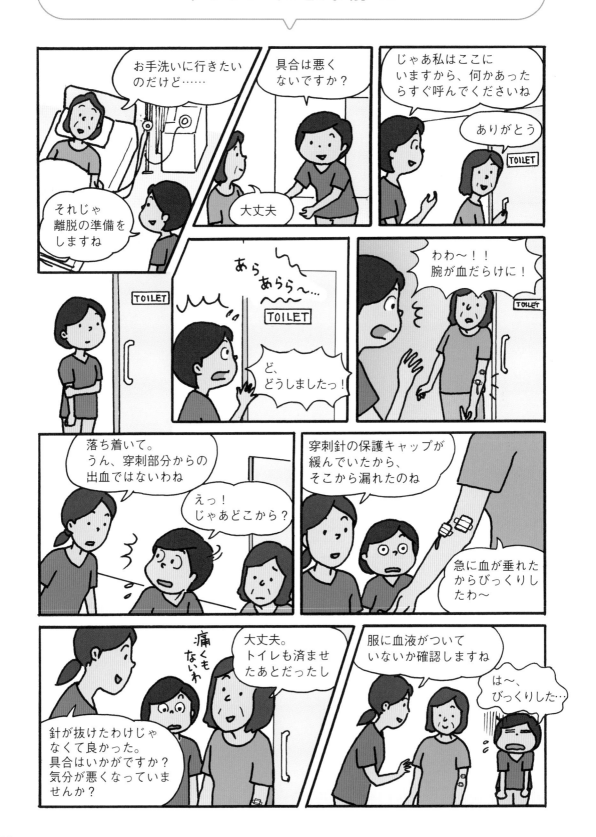

透析中の身体症状と対応

血液透析では、短時間に尿毒素や過剰な体液の除去が行われます。急激な血漿浸透圧(けっしょう)の低下や循環血液量の減少は、透析副作用や、ダイアライザなどの透析資材・抗凝固薬に対するアレルギー反応を引き起こすことがあります。透析副作用を起こさない透析条件の設定や自己管理支援が重要ですが、症状が起こったらすぐに対処し、患者の不安を取り除くことが大切です。

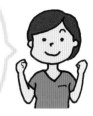

透析による副作用
- 血圧異常（血圧低下・上昇）
- 不均衡症候群
- 不整脈・胸内苦悶(くもん)・胸痛
- 筋肉の痙攣(けいれん)・つり
- 腹痛
- バスキュラーアクセストラブル・血管痛・シャント肢痛
- 掻痒感(そうよう)
- アレルギー
- イライラ、耳鳴り・耳閉感、頭痛・頭重感、嘔気(おうき)・嘔吐 など

透析副作用が起こると、症状を改善させるために透析を一時中断したり、終了したりすることになり透析効率を下げてしまいます。

血圧低下

透析中の血圧低下の多くは、体外循環そのものと循環血液量および血漿浸透圧の急激な減少により発症します。特に高齢患者では、血管収縮障害、心臓因子などが関与しているため発症しやすい状態です。重炭酸透析液にも7.5～10mEq/dLの酢酸が含まれており、酢酸による末梢(まっしょう)血管拡張作用や心機能抑制作用のため、糖尿病、高齢者、肝機能障害を有する患者では、血圧低下を起こすことがあります（酢酸不耐症と呼ばれます）。透析に関連した問題だけでなく、栄養状態や降圧薬、昇圧薬の内服状況も影響します。

透析開始～30分くらいまでに起こるもの：
透析に関連する因子（アレルギー、透析液異常、有効循環血液量の減少、心機能低下など）が起因していることが多い。

透析後半～終了までに起こるもの：
除水や血漿浸透圧の低下が起因していることが多い。

透析に関連する要因と対策

要因	対策
透析膜の生体不適合性素材	膜素材の異なるダイアライザへ変更
除水速度、除水量	体重管理(食塩、水分制限)、適正ドライウェイトの設定、除水速度・除水量の検討
溶質除去速度・血液量低下(不均衡症候群)	小面積や機能別分類の低いダイアライザへ変更、10%塩化ナトリウム(NaCl)・グリセオールなど高張液の補液、高ナトリウム(Na)透析、ECUM(⇒ P75)の併用、HDFの検討
酢酸不耐症	アセテート・フリー・バイオフィルトレーション(Acetate-Free Biofiltration:AFBF)、カーボスター透析液へ変更
抗凝固薬によるアレルギー	抗凝固薬の変更
透析液異常(低浸透圧透析液)	透析開始前の浸透圧、ナトリウム濃度などの確認

患者側の要因と対策

要因	対策
心機能低下	小面積のダイアライザや小児用回路の選択(体外循環血液量を少なくするため)、酸素吸入
自律神経障害	昇圧薬・ノルアドレナリン作動性神経機能改善薬の投与、低温透析
低アルブミン血症	低アルブミン血症の原因(食事摂取状況、炎症、悪性腫瘍、透析による漏出など)を確認し、改善を図る
降圧薬の過剰服用	降圧薬服用状況の確認

血液透析における体外循環血液量とは、ダイアライザと血液回路の血液充填量のことです。この血液量が体外に流出するので、一時的に有効循環血液量が減少します。有効循環血液量は、全身の末梢組織に酸素や栄養を運ぶ動脈の血液量で、減少すると循環不全を起こす危険があります。有効循環血液量の減少をできるだけ少なくして、循環動態の安定を図ることが血圧低下を防ぐことになります。

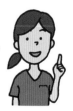

急な血圧低下時の処置

枕を外し、足を高めにする（一時的）

▼

除水を中止

▼

生理食塩水、10%塩化ナトリウムの投与

▼

酸素吸入

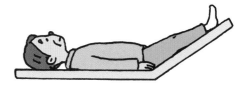

 POINT

血圧の上昇が認められない場合は、直ちに返血し透析を中止します。その際、抜針せずに、回復するまで血管は確保しておきます。
ただし、アナフィラキシーショックのときは、返血しません。

> アナフィラキシーショック反応の場合は、アドレナリン0.3mgを筋注で投与します。β遮断薬（心不全や不整脈などを改善する薬剤）が処方されているときは、アドレナリンではなくグルカゴンが使用されます。

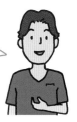

血圧上昇

体液量依存性高血圧

　腎臓の水・ナトリウム排泄（はいせつ）障害による体内ナトリウム量、細胞外液量、循環血漿量の増加により、**透析開始前から血圧は上昇しています**。透析中に脳出血や心血管系合併症を起こす危険があるため、処置をしてから透析を開始することがあります。適正ドライウェイトの設定と体重管理が必要です。

処置

頭部を挙上（半座位〜座位）

▼

脱生食法で透析を開始

脱生食法：動脈側から血液をダイアライザ、血液回路内に送り、充填されている生理食塩水を捨ててから静脈内側に接続する方法

血圧が下降しないとき

降圧薬の投与 ─── ただし、カルシウム（Ca）拮抗薬投与での急激な血圧低下は、心筋虚血を生じる危険があるため、心電図モニター下で投与することが望ましい

▼

適正ドライウェイトまでの除水 ─── 過剰に貯留した体液を除水することにより血圧は下降する

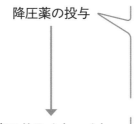

Part **5**

透析療法中の
トラブルと対応

透析中の身体症状と対応

レニン依存性高血圧

　除水により腎臓からのレニン（⇒P15）分泌が促進され、血漿レニン活性（高血圧の原因疾患を見分ける指標のひとつ）、アンジオテンシンⅡ（⇒P12）濃度が上昇することによって、**透析後半～終了前に血圧が上昇**します。血圧が高いからと除水量を増やすと過剰な除水となり、血圧低下を起こすことがあります。降圧薬の検討が必要です。

処置

頭部挙上（半座位～座位）

▼

降圧薬投与（ACE阻害薬、
アンジオテンシンⅡ受容体拮抗薬、
カルシウム拮抗薬など）

▼

血圧の下降を確認後ゆっくり返血

POINT

血圧上昇時は、患者の頭部を高くする体位にします。ほとんどの場合、降圧薬の投与と適正ドライウェイトまでの除水が有効です。

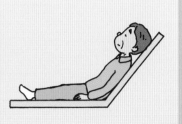

不均衡症候群

　透析療法により、血液中の溶質濃度（尿素、電解質）は急激に低下します。血液は脳組織に比べ低浸透圧となるため、血液中の水分が脳へ移行し、**脳浮腫を起こすことで様々な症状が現れます。**

　透析導入初期、透析後半～終了後に発症しやすく、頭痛、嘔気（おうき）、筋痙攣（きんけいれん）、全身倦怠感（けんたい）などが起こります。重症の場合では、全身痙攣や意識障害を起こすこともあります。

処置　軽症の場合は、血流量、除水量を下げます。症状が消失しないときは、透析を早めに終了します。重症の場合は透析を直ちに終了し、10％グリセオール、マンニトールなど高張液の補液を行います。

対策　以下の対策を講じます。
　　透析効率を減少させる
　　● 小面積のダイアライザに変更
　　● 低血流量、短時間透析
　　　血漿浸透圧の急激な変化を避ける
　　● 高ナトリウム透析
　　● 透析中の補液　グリセオール、マンニトール100～200mL
　　　　　　　　　　5％アルブミン250mL、10％塩化ナトリウム20mL
　　対症薬の投与を検討する

不整脈

　透析患者は、保存期からの長期にわたる高血圧で**心臓肥大を起こしている**ことが多く、また、心臓に負担がかかる様々な病態を抱えています。透析間の体重増加が多い場合も、心臓の負担が増します。

　これらのことから、不整脈が誘発されることがあります。

不整脈の誘発要因

増悪因子

- 長期間の高血圧
- 高齢化
- 貧血
- 過剰な体液の貯留
- 尿毒症
- 電解質異常
- 内シャントの存在
- 糖尿病
- 動脈硬化
- 左室肥大
- 低心機能　など

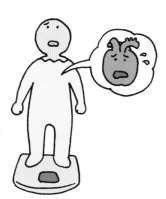

- 心不全
- 虚血性心疾患

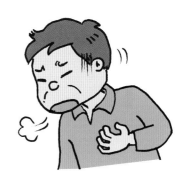

透析による影響

- 急激、過剰な除水＝有効循環血液量の減少
- 電解質の急激な変化

血液量は過剰でも過少でも不整脈を誘発するため注意が必要です。

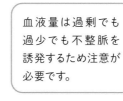

血行動態やカリウム（K）量の変化を招き、不整脈を誘発

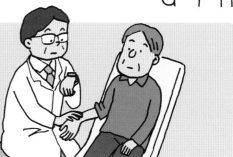

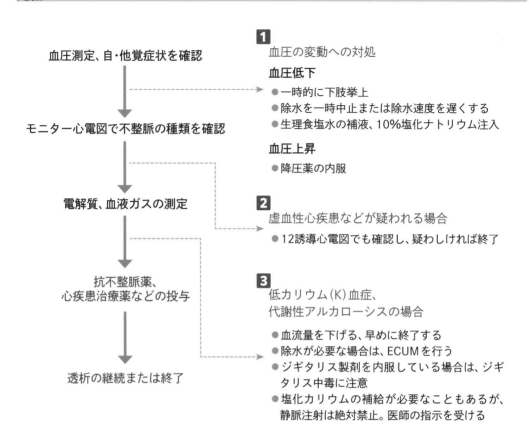

血圧測定、自・他覚症状を確認

1 血圧の変動への対処

血圧低下
- 一時的に下肢挙上
- 除水を一時中止または除水速度を遅くする
- 生理食塩水の補液、10%塩化ナトリウム注入

血圧上昇
- 降圧薬の内服

モニター心電図で不整脈の種類を確認

2 虚血性心疾患などが疑われる場合
- 12誘導心電図でも確認し、疑わしければ終了

電解質、血液ガスの測定

3 低カリウム(K)血症、代謝性アルカローシスの場合
- 血流量を下げる、早めに終了する
- 除水が必要な場合は、ECUMを行う
- ジギタリス製剤を内服している場合は、ジギタリス中毒に注意
- 塩化カリウムの補給が必要なこともあるが、静脈注射は絶対禁止。医師の指示を受ける

抗不整脈薬、心疾患治療薬などの投与

透析の継続または終了

1 不整脈が起こったら、血圧を測定し、自・他覚症状の有無を確認します。**血圧が低下している場合は、枕を外し一時的に下肢を挙上**して、除水を一時中止するか、除水速度を遅くします。状況により生理食塩水の補液や10%塩化ナトリウムを注入します（⇒P93）。
血圧が上昇している場合は、半座位から座位にして頭を高くします。レニン依存性高血圧が疑われる場合は、医師に報告し降圧薬内服の指示を仰ぎます（⇒P94）。

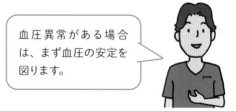

血圧異常がある場合は、まず血圧の安定を図ります。

② モニター心電図で不整脈の種類を確認します。虚血性心疾患などが疑われる場合は、12誘導心電図でも確認し、**疑わしいときは透析は終了**します。

③ 低カリウム血症、代謝性アルカローシスが疑われる場合は、電解質、血液ガスを測定します。低カリウム血症、代謝性アルカローシスが認められたら、血流量を下げて様子を観察しますが、状態によっては早めに終了することもあります。

除水が必要な場合は、ECUMに変更します。

ジギタリス製剤を内服している場合は、血清カリウム値の低下によるジギタリス中毒の危険があるため、中毒症状を確認します（⇒P87）。

POINT

複数のスタッフで対応が可能な場合は、血圧の安定を図りながらモニター心電図の装着を同時に行い、医師に連絡します。観察および検査結果を医師に報告し、薬剤投与の指示や透析の継続または中止の指示を受けます。

不整脈の対策

増悪因子の改善を図ります。
- 血圧のコントロール
- 貧血の改善
- 体重管理
- 適正ドライウェイトの設定
- シャント血流量の評価（循環器疾患の重症度の高い症例はシャントを閉鎖し、表在化動脈を作製する）
- 総除水量・除水速度の適正化、プログラム除水
- 透析効率を下げるなど、透析方法の検討
- 体外循環血液量の減量、血流量の検討
- 電解質管理。低カリウム血症の場合、カリウムを補給
- 原疾患の治療

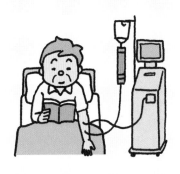

筋痙攣

　過剰な除水は、体液量の減少や電解質バランスの変動、血圧低下などを引き起こします。その結果、**血液の循環が悪くなって筋肉の酸素不足や冷えなどが生じます。**筋痙攣（きんけいれん）は、これらが原因となって発症することがあります。

　下肢（ふくらはぎや太もも）に起こることが多いほか、手指、背中、腹部や胸部、臀部（でんぶ）などの筋肉が収縮、硬直して強い痛みが起こります。

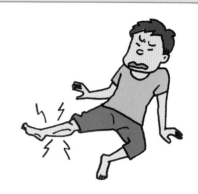

処置　除水速度を下げ、患部の硬くなった筋肉を温タオルなどで温めながらゆっくり伸ばします。

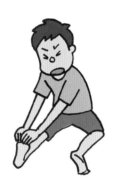

症状が治まらない場合は、以下の処置が行われることがあります。
- 生理食塩水の補液
- 10％塩化ナトリウム注射液の注入
- グルコン酸カルシウム注射液の注入
- 芍薬甘草湯（しゃくやくかんぞうとう）の内服

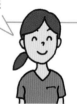

対策　適正ドライウェイトの設定と体重管理を行います。過剰な除水はせず、緩徐な除水を心がけます。

透析液のカルシウム濃度が低い場合、血清カルシウム濃度が下がり、筋痙攣が起こることがあるため、透析液のカルシウム濃度にも注意しましょう。

日頃から適度な運動や筋肉のストレッチをして、筋肉を柔軟にしておくことも予防になります。また、透析間に塩分を取りすぎないようにすることや、過剰に摂取してしまう場合の対策も重要です。

腹痛

　除水が進むにつれ、血管内脱水による血圧低下、**虚血の誘発により腹痛を訴える**ことも
あります。虚血性腸炎、腸管穿孔、イレウスを生じる危険があります。

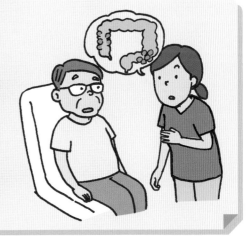

POINT

腸管壁、腸間膜の石灰化や消化管へのアミロイド蛋白の沈着により、腸蠕動運動の低下や腸管の硬化が生じることがあります。

また透析患者は、水分制限や除水により慢性的に便秘の傾向にあり、大腸憩室を認める患者が多いと一般的に言われています。特に常染色体優性多発性嚢胞腎（ADPKD）では、透析導入後の患者の約80%に認められ、大腸憩室炎や腸管穿孔を引き起こすことが多くあります。腸管の血流障害に伴う虚血性大腸炎の頻度も高くなっています。

処置と対策　腹痛の訴えがあったときは、除水を中止し、血圧の安定を図ります。症状が治まらない場合は、画像診断などで原因を追究し治療を行います。

予防のためにも体重管理をして、過剰な除水を避けることが大切です。また、便秘を起こさないよう適度な運動を心がけるほか、必要に応じて緩下剤内服を検討します。

バスキュラーアクセストラブル

　バスキュラーアクセスのトラブルは、シャントの閉塞という重大な状況につながります。狭窄がある場合や、透析中の体動、血圧低下から脱血状態が不良になることがあるため、**常に静脈圧を観察し脱血状態に注意**します。

　バスキュラーアクセストラブルがあるときは無理に血流量を採らず、対症療法を行い、次回穿刺部位を検討します。

透析時のバスキュラーアクセストラブル

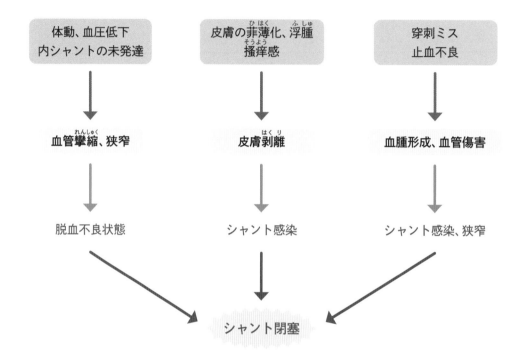

体動、血圧低下 内シャントの未発達	皮膚の菲薄化、浮腫 搔痒感	穿刺ミス 止血不良
↓	↓	↓
血管攣縮、狭窄	**皮膚剥離**	**血腫形成、血管傷害**
脱血不良状態	シャント感染	シャント感染、狭窄

シャント閉塞

脱血不良の対応	脱血不良の状態が続く場合、バスキュラーアクセストラブルが存在することが考えられるため、エコーなどを用いてバスキュラーアクセスを評価する必要があります。
皮膚のトラブル・ 自己抜針の対応	皮膚乾燥や搔痒感により、搔き壊しや皮膚剥離、自己抜針の危険があるため穿刺針や血液回路の固定（⇒P113）、テープの貼り方や剥がし方に注意が必要です（⇒P79）。 日頃から乾燥・かゆみ対策をして、トラブルを未然に防ぐことも大切です。

血管痛

　透析中の血管痛は、主としてシャントを作製した血管やその周囲、人工血管の周辺に生じる痛みのことをいいます。

| 対応 | 血管痛が生じた場合は、血流量が十分に確保できているかを調べ、静脈圧が上昇していないかを確認します。血圧低下にも注意します。
穿刺針が血管壁に接触している場合もあります。しっかり確認しましょう。 |

| 対症療法 | シャント部に温罨法を行い、血管を拡張させます。血流量が多い場合は流量を下げます。血圧低下時は、血圧を安定させる処置を行います。また、ドライウェイトの見直しも重要になります。 |

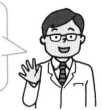

透析後半に血圧低下が起こった場合、血管痛の原因になることがあります。

皮膚掻痒症

　透析患者は、皮膚のバリア機能の低下、皮脂欠乏症、乾皮症による皮膚乾燥や高リン（P）血症、二次性副甲状腺機能亢進症、中枢性オピオイド受容体のバランスの変化、末梢神経の変性などにより、皮膚の掻痒感を訴えることがあります。

　無意識に触ったり掻いたりして、**穿刺針を抜針してしまうことがある**ため、穿刺針や血液回路の固定方法の工夫や固定状態の確認、皮膚の掻痒感に対するスキンケアや掻痒感を誘発しないテープの選択が必要です。

　透析患者のかゆみの原因には、以下のようなものがあります。

乾燥肌のため刺激を受けやすい

　皮脂腺や汗腺が萎縮して、皮脂や汗の分泌が低下し、皮膚への水分供給量も減少しているため、皮膚表面の水分量が少なくなっています。**ドライウェイトの下方設定**も乾燥肌をもたらすことがあります。

内因性オピオイドの関与

　オピオイドペプチドと呼ばれるモルヒネ様物質が増加することがあります。オピオイドは神経を刺激して脳にかゆみを感じさせます（⇒P141）。

かゆみメディエーターの過剰産生

　透析を行うことでかゆみを誘発する化学物質が過剰に産生されることがあります。透析膜や抗凝固薬などは身体にとっては異物になるため、かゆみなどの**アレルギー症状**を起こすことがあります。

慢性腎不全によるかゆみ物質の蓄積

　血液中のリンやカルシウム、副甲状腺ホルモン（intact PTH）の値が高い状態が長く続いたり、透析量が不足して尿毒症が改善されなかったりすると、かゆみを起こすことがあります。

POINT

副甲状腺ホルモン（PTH）は、84個のアミノ酸で構成されています。84個すべてが揃っている副甲状腺ホルモンはwhole PTHとも呼ばれます。血液中には断片になった副甲状腺ホルモンもあり、断片も含めた副甲状腺ホルモンはintact PTHと呼ばれます。副甲状腺ホルモンはカルシウム代謝機能に関係しており、骨・ミネラル代謝異常に関する検査においては副甲状腺ホルモンの目標値が決まっています（⇒P130）。

対応　日常生活でのかゆみ誘発因子を取り除くことが大切です。
- 乾燥を防いで皮膚を保湿する。スキンケアを行う
- かゆみを感じない材質の衣類を選択する
- 発汗後は清拭する
- 室温・湿度を調整する　など

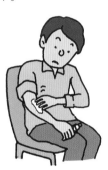

治療　透析時は、以下のような観点から、適切な透析膜のダイアライザを選択します。
- アレルギー反応が出にくい
- 生体適合性が良い
- かゆみ物質を吸着する

また、尿素やリンの除去率を良好に維持するために、透析時間を延長して透析量を増やすこともあります。
さらに、栄養指示量を守った食事管理を行うことや、骨・ミネラル代謝異常治療薬などの処方薬を確実に内服してもらうことも大切です。

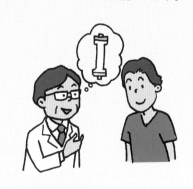

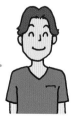

皮膚のかゆみについては、Part6「皮膚のかゆみ」（⇒P140）も参考にしてください。

アレルギー

透析に使用されるダイアライザ、血液回路、穿刺針（カニューラ）は患者の血液に触れるため、アレルギー反応を起こすことがあります。また、抗凝固薬にアレルギーを起こすこともあります。

◆ アレルギーの症状

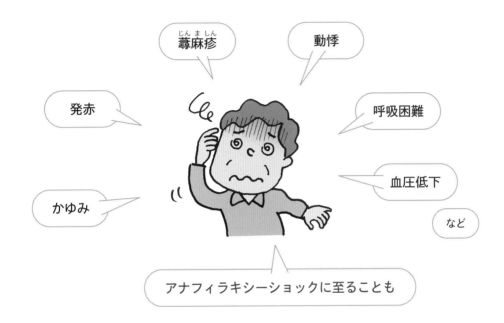

蕁麻疹

動悸

発赤

呼吸困難

血圧低下

かゆみ

など

アナフィラキシーショックに至ることも

治療　透析を一時中止します。返血は行いません。
血圧低下がある場合は、生理食塩水の補液、アドレナリン0.3mg筋注、酸素吸入、ステロイド薬の投与を行います。β遮断薬内服中の場合、グルカゴンの緩徐静注を行います。
透析に関連したアレルギーは、透析開始直後から30分後程度で発症することが多くあります。しかし、遅発性のアレルギー発症の可能性があるため、可能な限り入院下での管理を選択します。

対策　アレルゲンと考えられる透析資材や薬剤の使用を中止し、ほかの素材のものに変更します。
アンジオテンシン変換酵素阻害薬(ACE阻害薬)を内服している患者に、合成高分子膜の一種であるAN69(PAN膜)のダイアライザを使用すると、アナフィラキシーショック様の症状を起こしやすいので、ほかのダイアライザを選択します。
ナファモスタットメシル酸塩(⇒P47)はアレルギー反応を起こしやすいといわれています。使用する際は注意が必要です。

◆ アンジオテンシン変換酵素阻害薬（ACE阻害薬）

アンジオテンシンⅠがアンジオテンシンⅡに変換することを阻害します。

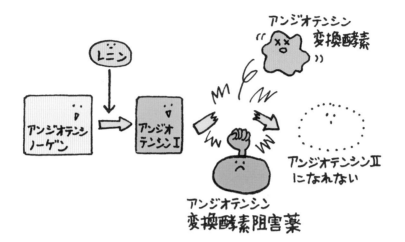

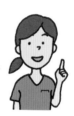

Part1「糸球体内圧を抑える」（⇒P12）に出てきた「レニン・アンジオテンシン系阻害薬」のひとつです。

ここに注意！

　AN69（PAN膜）は、血液を通す際ブラジキニンという物質の生成を刺激します。ブラジキニンは、蓄積するとアナフィラキシーショックを起こすことがあります。

　通常、ブラジキニンは不活化キニナーゼⅡという酵素によって不活性化されますが、この不活化キニナーゼⅡはアンジオテンシン変換酵素と同一のものであるため、ACE阻害薬によってアンジオテンシン変換酵素の働きが阻害されると、ブラジキニンを抑える働きも薄れてしまいます。

　そのため、ACE阻害薬を内服している患者がこの膜を用いたダイアライザで血液透析を受けると、ブラジキニンによるアナフィラキシーショックを起こしやすくなります。

そのほかのトラブル

透析中に起こりやすい症状をまとめました。

症状	原因	処置	対策
頭痛・頭重感	不均衡症候群	血流量を下げる、高張液の補液、鎮痛薬の投与	透析効率を下げる、グリセリンの予防投与、高ナトリウム透析、短時間・頻回透析
	過剰な除水	除水の中止、生理食塩水を補液	体重管理（塩分、水分管理）、ドライウェイトの適正化、除水量・除水速度の検討
	血圧上昇	頭部挙上（半座位〜座位）、降圧薬投与	ドライウェイトの適正化、降圧薬の検討
	透析液異常 　低浸透圧透析液 　高浸透圧透析液	通常ナトリウム濃度の透析液で透析 高張ナトリウム液、50％グルコース液の注入 生理食塩水、5％グルコース液の補液	透析前の透析液チェック（浸透圧、電解質濃度）
	頭蓋内出血	透析中止し、専門施設へ搬送	体重・血圧管理、動脈硬化の予防
嘔気・嘔吐	不均衡症候群	血流量を下げる、高張液の補液、制吐薬の投与	透析効率を下げる、グリセリンの予防投与、高ナトリウム透析、短時間・頻回透析
	血圧低下	除水を中止、生理食塩水・高張液の補液、高張ナトリウム液の注入 嘔吐時は、誤飲防止のため側臥位とし、顔を横に向ける	体重管理（塩分、水分制限）、除水量の適正化、昇圧薬の検討
	血圧上昇	頭部挙上（半座位〜座位）、ドライウェイトまで除水、降圧薬投与	体重管理、ドライウェイトの適正化、降圧薬の検討
	消化管疾患	吐物を確認し、出血が疑われる場合は透析を中止し、内視鏡検査および止血処置	定期検査での早期発見（貧血の増悪、便潜血、内視鏡検査）、低分子ヘパリン、ナファモスタットメシル酸塩の選択
	頭蓋内出血	返血せずに透析中止し、専門施設へ搬送	体重・血圧管理、動脈硬化の予防
呼吸困難	うっ血性心不全 肺水腫	座位〜半座位にし、必要時酸素吸入 除水（血圧低下の危険がある場合は、ECUMを併用）	体重管理 ドライウェイトの適正化
	アレルギー 　透析膜アレルギー 　抗凝固薬アレルギー	血圧低下時は、頭部低位、下肢挙上 透析中止（返血しない）、アドレナリン投与 ステロイド、昇圧薬の投与、補液、酸素吸入	膜素材の異なるダイアライザに変更 他の抗凝固薬に変更

症状	原因	処置	対策
呼吸困難	空気塞栓	静脈回路を遮断し、血液ポンプを停止、頭部低位、下肢挙上かつ左側臥位とする 酸素吸入、必要時高圧酸素療法の施行	穿刺針と回路の接続部、補液ライン、ヘパリン注入ライン、モニターライン、A・Vチャンバの充填量不足、返血操作による空気の誤入を防止
	ヒステリー	ベッドサイドに付き添い、不安を取り除く	透析療法の受容、理解を促す
	過換気症候群	呼吸を整わせる	精神科コンサルト、抗不安薬の投与
胸痛	狭心症 心筋梗塞 解離性大動脈瘤 気胸、肺梗塞	狭心症発作時はニトログリセリン舌下投与 心電図を取る、血圧の安定を図る 透析を中止し専門施設へ搬送	体重・血圧管理 食事管理を行い、動脈硬化を予防する
	空気塞栓	呼吸困難の空気塞栓時に準ずる	ダイアライザ・血液回路の接続、血液回路の接続、血液回路の開放可能な箇所の閉鎖を確実に行う 気泡検出器をセットする
腹痛・便意促進	腹部臓器の虚血 血圧低下 過剰な除水 消化管疾患	除水速度を下げる、生理食塩水、高張液の補液、昇圧薬の投与、体重コントロール、高ナトリウム透析、高張液の補液 病態に応じた薬物の投与 出血が疑われる場合は、透析を中止し、専門施設へ搬送	体重管理、ドライウェイトの適正化、排便コントロール 疾患の早期発見・治療、出血がみられる場合低分子ヘパリン、ナファモスタットメシル酸塩に変更
筋痙攣・つり	過剰な除水 急な浸透圧の低下	血流量、除水速度を下げる 温罨法、マッサージ、生理食塩水の補液、10%塩化ナトリウム、グルコン酸カルシウムの注入	体重管理をし、除水量・除水速度の検討 高ナトリウム透析、透析液カルシウム濃度の検討、低カルシウム血症の予防
耳鳴・耳閉感 回転性眩暈（めまい）	血圧低下、過剰な除水	除水速度を下げる 症状がひどい場合は、生理食塩水の補液	除水量・除水速度の検討、高ナトリウム透析 ドライウェイトの適正化
	脳血管系の病変 耳鼻科疾患	眩暈が頻回にある場合は、メシル酸ベタヒスチンなど中枢神経用薬の投与	症状が持続する場合は、耳鼻科、脳神経内科の診察を受ける
発熱・悪寒	透析液温度異常	透析液の温度は、体温程度に維持、悪寒時は湯たんぽなどで保温する	透析液温度設定の確認
	発熱物質の逆濾過（うか）	血液リーク時ダイアライザ、血液回路を交換	逆浸透（RO）装置の点検、エンドトキシン捕促フィルタの交換、水質管理
	透析器具の汚染		清潔操作でのセッティング、透析機器の消毒
	アレルギー		透析膜、滅菌方法、抗凝固薬の検討

症状	原因	処置	対策
発熱・悪寒	シャント、留置カテーテルの感染		バスキュラーアクセス管理、抗生剤投与
	感染症		病態に応じた治療
しびれ・末梢神経障害	尿毒症性 糖尿病性		透析効率の向上 血糖コントロール、アルドース還元酵素阻害薬の投与
	手根管症候群	保温、マッサージ	透析効率の向上、HDF、β_2-ミクログロブリン吸着の検討、ステロイドの手根管内注入、手根管開放術
	低カルシウム血症	グルコン酸カルシウム薬の投与	透析液のカルシウム濃度の検討、カルシウム、VD_3製剤の投与
	血圧低下	血圧低下時の処置に準ずる	体重管理、除水量・除水速度の検討
血管痛	穿刺針が血管壁に接触 シャントの未発達 シャントの狭窄	針先の向きを直す 温罨法、血流量を下げる リドカイン製剤の塗布、鎮痛薬の投与	透析中、体動後の針先の確認 除水量、ドライウェイトの見直し シャント運動 末梢循環改善薬、抗血小板薬の投与、血管拡張術、シャント再建術の検討
イライラ	透析時のアレルギー	掻痒感を伴った場合は、透析液温度を下げる、抗ヒスタミン軟膏の塗布、抗ヒスタミン製剤の投与	透析膜、滅菌方法、抗凝固薬の検討
	イライラ足症候群 二次性副甲状腺機能亢進症 　高カルシウム血症	対症療法 冷湿布貼用、下肢挙上、マッサージ、ジアゼパムなどの薬物投与	透析効率の向上 ダイアライザの検討、HDF、長時間透析 二次性副甲状腺機能亢進症の場合、食事療法（リンの制限）、リン吸着薬、VD_3製剤、カルシウム受容体作動薬投与の検討、PEIT、PTXの検討
掻痒感	尿毒症物質の除去不足 二次性副甲状腺機能亢進症 　皮膚の石灰化	透析液温度を下げる 抗ヒスタミン軟膏の塗布、抗ヒスタミン製剤の投与、ナルフラフィン塩酸塩制剤投与の検討	透析効率の向上 ダイアライザの検討、HDF、長時間透析 二次性副甲状腺機能亢進症の場合、食事療法（リンの制限）、リン吸着薬、VD_3製剤、カルシウム受容体作動薬投与の検討
	透析時のアレルギー	抗ヒスタミン製剤の投与、ステロイド製剤の投与	透析膜、滅菌方法、抗凝固薬の検討

透析中は、患者の身体状況が変化し、いろいろな症状を起こしやすいため、常に観察を怠らないようにしましょう。

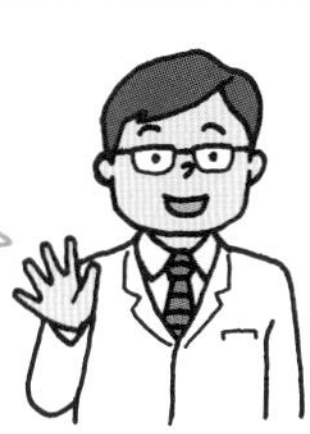

透析中のトラブルを体験すると…

　透析中のトラブルを経験した患者は、透析治療について様々な不安を抱いてしまいます。ひとつひとつ丁寧に説明し、**不安なく透析治療が続けられるよう援助します。**

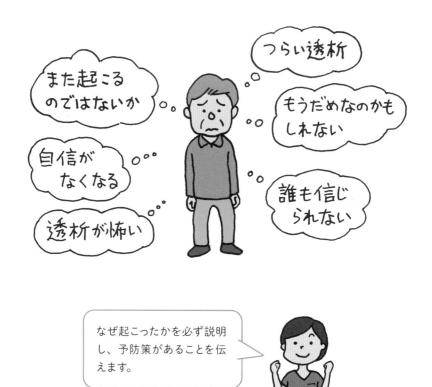

参考文献 1)篠田俊雄、杉田和代編:CKD患者の療養指導ガイド　どうする?透析導入前後の支援.学研メディカル秀潤社、2014年、126-142.　2)松岡由美子、松岡由美子、梅村美代志編:腎不全・透析看護の実践.医歯薬出版、2010年、89-103.　3)厚生労働省特定疾患進行性腎障害調査研究班 多発性嚢胞腎分科会:常染色体優性多発性嚢胞腎(ADPKD)診療指針2002年改訂版

透析療法中のトラブルや警報などへの対応

血液の体外循環を伴う血液透析では、ちょっとしたアクシデントが大きな医療事故につながる可能性を秘めています。従って、治療中のトラブルや警報などに対する適切な対処は非常に重要です。

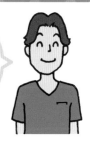

脱血不良

脱血不良とは、設定した血液流量（設定流量）よりも血液ポンプで吐出される血液量（吐出量＝実血流量）が低下した状態を意味します。

脱血不良の検出は、最新の透析装置では実血液流量をモニタしているものもありますが、通常はピローのへこみや動脈側エアートラップのバックフローなどで発見されることが多いです。

脱血不良の原因は、バスキュラーアクセスの機能不全に起因するものとそれ以外の原因で起きるものに大別することができます。

POINT

設定流量と吐出量の乖離（かいり）がどの程度あれば問題となるかは、ガイドラインや指針などでも明確に示されていませんが、乖離率が10%程度であれば問題ないレベルと考えられます。言い換えれば、10%程度の脱血不良は日常茶飯事で起きていて、ほとんど気づいていないだけともいえます。

バスキュラーアクセスの機能不全による脱血不良

バスキュラーアクセスの機能不全に起因するものは、治療現場ではどうすることもできない場合が多く、できるだけ早急にバスキュラーアクセス機能不全を検出しバスキュラーアクセス専門医などに紹介することが重要です。そのためには普段から、理学所見をしっかり取ること、エコーなどを用いたバスキュラーアクセスの評価を定期的に行うことなどが推奨されます。

バスキュラーアクセスの機能不全以外の原因による脱血不良

治療現場で防がなくてはならないのは、この「バスキュラーアクセスの機能不全以外の原因で起きる脱血不良」です。

脱血不良があった場合、血管壁に穿刺針（せんし）（留置カニューラ）の先端部が当たっている、もしくは静脈弁などに触れているなどの不具合が考えられるので、まずは針先修正などで改善がみられないかトライします。

◆ 狭窄部の位置と留置カニューラの関係

700mL/min
① Ⓐ
Ⓑ
200mL/min
③
動脈側の血流
1,000mL/min

Ⓒ
シャント側
900mL/min
②

Ⓒの位置に強度の狭窄がある場合
上腕動脈流量1,000mL/min ⇒ 200 mL/min
シャント本管の流量900 mL/min ⇒ 100 mL/min

吻合部

ⒶⒷⒸは狭窄のある位置
----▶ 血液の流れ

100mL/min
末梢側

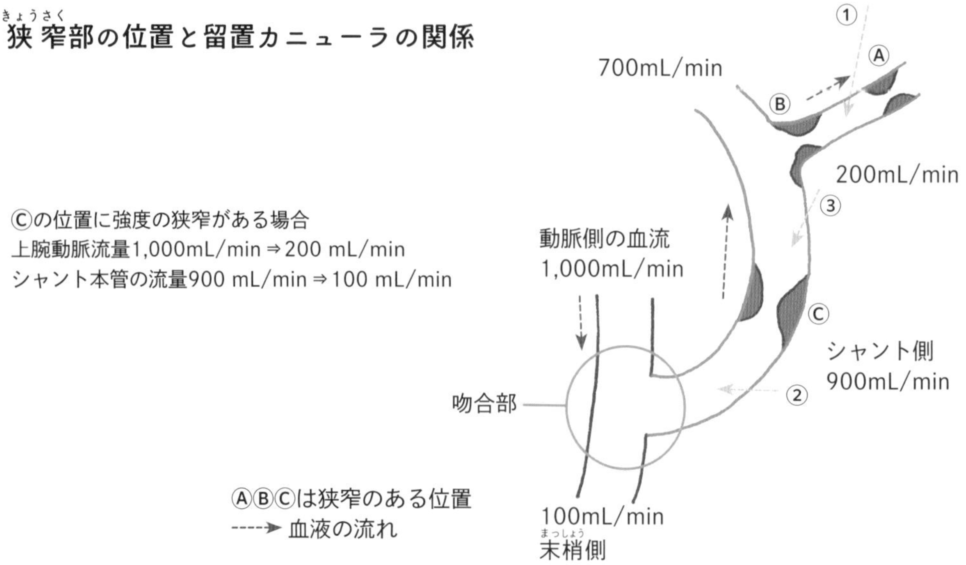

　改善がみられない場合は、エコーを用いて血管の狭窄などがないか形態評価を行います。
　上の図は、狭窄部と留置カニューラの関係を示しています。吻合している動脈側の流量が1,000mL/minあり、手指などの末梢側に100mL/min流れているとすると、シャントの本管には900mL/min流れています。
　Ⓐの位置に狭窄があり、透析をしていないときの流量が200mL/minだったとします。このとき、①の位置から矢印の向きに穿刺すると、200mL/min以上の脱血も可能です。しかし、Ⓑの位置に狭窄があってこの血管の流量が200mL/minとなっている場合は200mL/min以上の脱血は不可能です。つまり、脱血可能であるかどうかは、責任病変である狭窄が穿刺部よりも末梢側なのか中枢側なのかで決まります。
　極端な場合、シャントの本管であるⒸの位置に強い狭窄があるとき、上腕動脈流量が200mL/minと大きく低下し、明らかなバスキュラーアクセス機能不全の状態となりますが、①と③の位置に穿刺するとまったく脱血できないのに、**②の位置に穿刺すると十分な脱血が可能**といったこともあり得ます。ただし、このような場合は、シャントの突然閉塞の危険性が高くなるので「脱血できているから問題ない！」ではなく、早急にバスキュラーアクセス専門医の診断を仰ぐべきです。

バスキュラーアクセス再循環

　バスキュラーアクセス再循環は、脱血不良と同様にバスキュラーアクセス機能不全に起因する場合とそうでない場合に大別され、対処の考え方も同様です。しかし、基本的にバスキュラーアクセス再循環が起きるとバスキュラーアクセス機能不全があったとしても脱血不良は起きにくいので、**非常に検出が難しいバスキュラーアクセストラブルのひとつ**です。

◆ バスキュラーアクセス再循環の検出によりエコーで原因検索を行った例

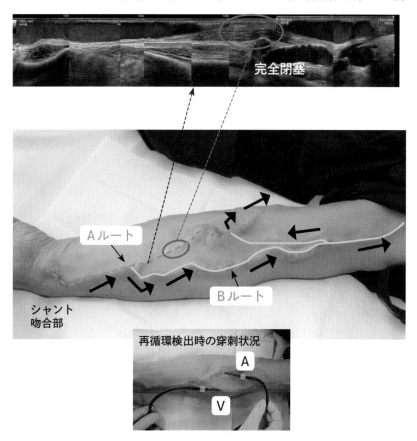

　バスキュラーアクセス再循環の一例を示します。治療開始10分後にバスキュラーアクセス再循環の自動測定を行っていたため、検出できた症例です。エコーで原因検索を行ったところ、赤い丸囲みで示す通り、完全閉塞していることがわかりました。つまり、従来本管だったAルートは閉塞により血流がなく、Bルートから迂回して流れてきた血液を脱血していたため、脱血不良ではなく再循環で検出されたということになります。

　この場合はかつてのメインルートが閉塞していますが、サブルートであったBルートに流れが変わっているので、バスキュラーアクセス機能不全という認識は必要なく、穿刺位置を変更するだけの対応となります。

抜針・回路離断

　血液を比較的高速で体外循環している血液透析療法において、抜針や回路離断は非常に重篤な事態を招くアクシデントであり、この予防と対策は極めて重要です。

　血液ポンプの上流側で抜針や回路離断が起きた場合は、血液回路内が陰圧なので空気の吸引が問題となりますが、通常は気泡検出器があるため患者の生命に危険が及ぶような重大な事故にはつながりません。**重大なアクシデントになりやすいのは、血液ポンプよりも下流側で起きた抜針や回路離断であり、この場合は血液回路内が陽圧なので出血事故**になります。

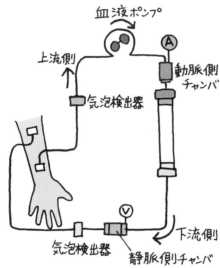

予防と対策

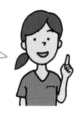

抜針や回路離断を未然に防ぐためには、
1 チェック体制の整備
2 血液回路固定
3 自己抜針の防止
が重要です。

1 チェック体制の整備

　治療の各タイミングで、チェックシートなどを用いて確認することが推奨されます。
☑治療開始前
　ダイアライザや抗凝固薬、側管など大気開放になりえる部分の接続に緩みがないか、増し締めを行いながらチェックします。
☑治療開始直後
　体外を循環する血液により回路内が温まり、各接続部に新たな緩みが生じる可能性があるため、この時点でもう一度増し締めを行いながらチェックします。
☑30分ごとあるいは1時間ごとなど定められた定時チェックの際に、同様に増し締めを行いながらチェックします。このとき、穿刺部の状態も必ずチェックしますが、

毛布などで穿刺部が覆われている場合はめくるなどして必ず目視します。なお、重篤な出血事故を起こさないため、**治療中は穿刺部を毛布などで覆わないよう伝えることも重要です。**

2 血液回路固定

　何も考えずにテープを貼ると「テント状固定」になってしまいがちです。これは血液回路とテープの接着面積が小さいため、皮膚にテープは貼られているのに中で血液回路だけが抜けていたというアクシデントを誘発しやすい間違った貼り方です。必ず「Ω型固定」を心がけてください。

　さらに血液回路とテープの接着面積を大きくする方法に、回路全周固定やα型固定があります。これらは接着強度が弱いテープを使う場合やかゆみ・かぶれなどでテープを貼れる部位が限られている場合などに推奨される方法です。また、U字固定やループ固定は、装置側に血液回路が引っ張られたときに、直接抜針方向に力が作用しないよう考えられた固定方法です。

◆ 固定時の注意点

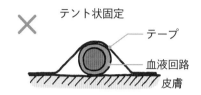

× テント状固定

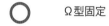

○ Ω型固定

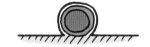

◆ 抜針防止のためのテープ固定法の具体例

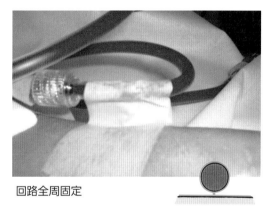

回路全周固定

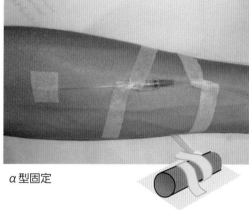

α型固定

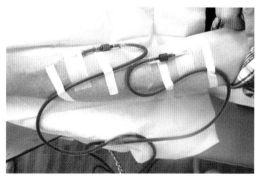

U字固定

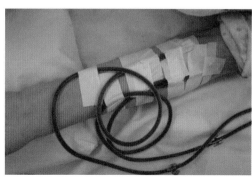

ループ固定

Part
5
透析療法中の
トラブルと対応

透析療法中のトラブルや警報などへの対応

3 自己抜針の防止

　自分で針を抜いてしまう自己抜針に対しては、テープ固定だけでは不十分であり、ほかの対策が必須です。主な対策としては、穿刺肢とは反対の上肢にミトンのようなものを装着し、血液回路をつかめなくする方法や、生理食塩水の空きバッグなどで蒸れないように穴をあけるなど工夫を施して自作したカバーで穿刺部を覆うなどがあります。また、**自己抜針が懸念される患者では出血センサーの使用も考慮**します。

◆ 自己抜針防止グッズ

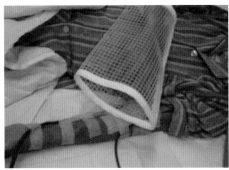

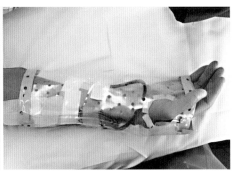

穿刺肢と反対側の手に覆いをつけた例　　　自作カバーで穿刺部を覆った例

出血センサー

　万が一、抜針による出血が起きた場合に大量出血を防ぐための対策として、出血センサーの使用が効果的です。現在市販されている出血センサーには、株式会社アワジテック製のブリーディングセンサーとニプロ株式会社製の見針絆があり、見針絆はニプロ株式会社製透析装置、ブリーディングセンサーは日機装株式会社、東レ・メディカル株式会社、株式会社ジェイ・エム・エス製透析装置との連動が可能です。

◆ 出血センサー

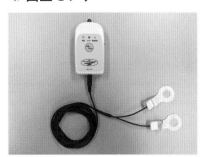

ブリーディングセンサー
株式会社アワジテック（画像提供：日機装株式会社）

POINT

出血センサーの主な適応は
- 認知機能が低下している患者
- 身体抑制が必要なほど体動が激しい患者
- 意識が清明でない患者
- 病室透析での対応が必要な患者
- 自殺企図の患者
　などとなっています。

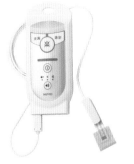

見針絆

画像提供：ニプロ株式会社

空気誤入

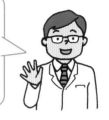

現在用いられている透析装置は気泡検出器を標準で装備しているので、通常の操作で空気誤入の事故が起こるとは考えにくく、実際これによる死亡事故などはほとんど起きていません。ただし、治療終了後に点滴ルートを透析回路につなげて操作を誤り、空気誤入の死亡事故が起きたため、現在は治療終了後に安全機構を解除して点滴ルートなどを接続することは禁止されています。

　空気誤入のルートとして最も危険なのは、バスキュラーアクセスカテーテルへの血液回路の接続もしくは抜去時です。この操作時は気泡検出器などの安全機構はまったく働かないので、操作者によって安全が確保されなければなりません。現在バスキュラーアクセスカテーテルの設置部位は内頸静脈が最も多いですが、胸腔内は呼吸動作によって陰圧と陽圧の状態が変化します。この陰圧時に大気開放になるような処置を行うと、空気がカテーテル内に吸引されてしまうことになります。特に患者が座位の場合、危険性は高まります。実際にこの状況で起きた死亡事故が報告されています。

　バスキュラーアクセスカテーテルへの処置を行うときは患者を必ず頭を下げ水平にしたうえで仰臥位とし、クランプ動作を確実に行って大気開放の状態を絶対に作らないよう気をつけ、治療中に空気誤入が起きた場合は、速やかに処置を行います。状況により救急搬送も考慮します。

誤入時の対応

● 血液ポンプ停止、空気混入部の回路遮断

どのようなルートで空気が混入したかによりますが、それ以上空気が誤入しないようポンプを停止し、回路遮断を行います。

● 体位変換

頭部が最も低く、次に上半身、腰部、下半身、足先先端が最も高くなる体位とし、左側臥位を取らせます。流入した空気を右心室の先端で滞留させ、**肺動脈に移行させない**ため、また脳の動脈の空気塞栓予防も兼ねているためです。

● 酸素吸入

空気誤入の根本的な治療は混入した空気を血漿に溶け込ませるしかありませんが、空気中で最も多い成分の窒素は血漿中に溶解しにくい性質があります。そこで、酸素濃度を高くして少しでも溶解しやすくするための治療です。ただし、あまり効果的とはいえないため、重症化が疑われる場合は至急**高圧酸素療法に切り替え**ます。

● 高圧酸素療法

空気誤入の治療において最も効果的な治療です。高圧にする理由として
・血漿に溶け込む酸素の量を増やし、気泡により閉塞された肺の細動脈の虚血部位により多くの酸素を送り込むことができる
・混入した気泡自体を圧縮し、虚血部位の面積を減らすことができる
などが挙げられます。

ダイアライザの漏血

　最近のダイアライザは滅多にリーク（血液がダイアライザの膜の損傷部位から透析液側へ漏れること）することはありませんが、万が一リークが起きたときのために確実な対処法を身につけておく必要があります。

　透析装置は、漏血センサーが作動し警報が発生した場合、自動的に運転を停止します。

漏血時の対応

1 目視にてダイアライザや透析液排液側配管の確認を行います。このときピンクや赤などに染まっていれば、リーク確定として**4**に進みます。

2 目視で変化がみられない場合は、微小なエアーや漏血センサーの汚れなどによる誤報の可能性があります。ダイアライザや透析液配管にエアーがある場合は、漏血センサーを一時的に解除し、エアーを除去したあとに漏血センサーのスイッチを入れ直します。これで漏血センサーが再作動しなければ治療を再開します。

3 ダイアライザや透析液配管に目視で目立った異常がみられなくても、微小リークの可能性は否定できません。この場合は尿潜血反応試験紙を用いて潜血反応を見ます。潜血反応が出た場合はリークとみなし**4**に進みます。潜血反応が出ない場合は誤報とみなし、治療を継続します。

4 **1**または**3**でリークが確定した場合は、ダイアライザと血液回路を交換します。このとき、透析液の水質が無菌を担保されている場合は、通常の返血操作を行ってから交換しても問題ありません。無菌が担保されていない場合は、血液が充填されたままダイアライザと血液回路を廃棄するため、失血量が多くなります。これらの対処法については、施設の**透析装置安全管理委員会であらかじめ決定**しておく必要があります。

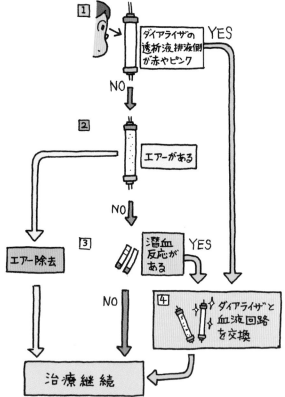

　漏血センサーで誤報が出る場合は、検出部の汚れの可能性があるため、検出部の清掃とともに装置の洗浄・消毒法などを見直す必要があるかもしれません。まれに尿潜血反応試験紙で陽性となっても、リークではない場合があります。これは溶血に伴う反応で、患者血液がもともと溶血していたり、脱血不良の状態を放置して治療を行っていたりすると出る場合があります。潜血反応陽性でダイアライザや血液回路を交換しても漏血警報が出続ける場合は、このような事態も疑って対処します。

Part 6

合併症の
アセスメントと対応

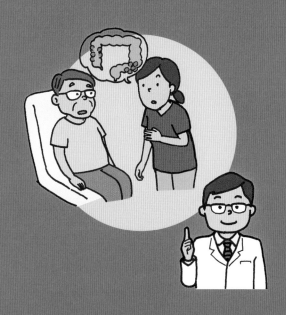

合併症を知ろう

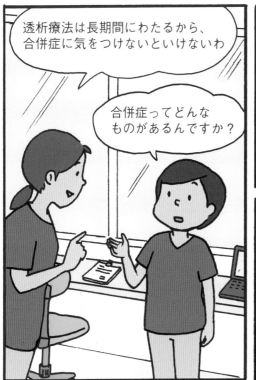

透析療法は長期間にわたるから、合併症に気をつけないといけないわ

合併症ってどんなものがあるんですか？

循環器系や消化器系の疾患、骨に影響するものとか、感染症も合併症に入るの。特に、透析療法特有の合併症としては透析アミロイドーシスがあるわね

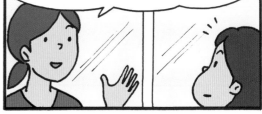

ええと、透析アミロイドーシスって、透析歴の長い患者さんの手首や指、肩に β_2MG がたまって痛みやしびれを起こす症状……でしたっけ

そうそう

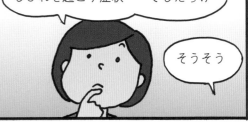

最近は高性能な透析膜が開発されたりして、以前よりは原因物質を除去できるようになりつつあるの

じゃあ安心ですね！

でも完全に除去はできないから、いつかは症状が起こる可能性があるわ

あっそうか!!

透析アミロイドーシスに限らず、私たちは患者さんをよく観察して、よく話を聴いて、何かあればすぐ先生に知らせることができるようにするのよ

はい！

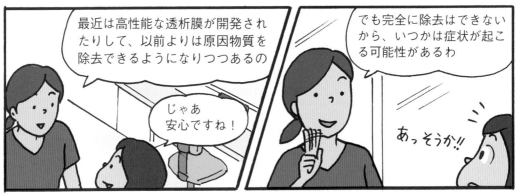

透析は腎臓と同じことができるわけではないから、身体に負担がかかっていることを常に意識して、徴候を見逃さないようにするってことですね！

いいわね〜。その心意気よ！

循環器系の合併症

透析患者では、もともと心臓や血管の合併症を持っている場合が多くみられます。心血管疾患で大切なのは、血圧のコントロール、それと密接な関連があるドライウェイトのコントロールです。それ以外にも、糖尿病、貧血、リン（P）の管理、生活習慣など多岐にわたります。こうした循環器系の合併症は、心疾患、脳血管疾患、末梢動脈疾患に分けられます。ここでは、それぞれについて触れていきます。

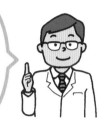

血圧管理と体液量のコントロール

循環器疾患で最も重要なのが、血圧管理と体液量のコントロールです。腎機能が正常であれば、腎臓が体液量をコントロールしていて、その結果血圧が正常に保たれます。一方、透析患者では、腎臓の代わりに我々医療者が透析装置の力を借りて、体液量をコントロールしなければなりません。そのために最も重要なのが、ドライウェイト（⇒P72）を適切に設定することです。

ドライウェイトは、体液量がちょうど良いときの透析後の体重といえます。血液透析はドライウェイトに始まりドライウェイトに終わるといっても良いでしょう。血液透析で最初に出てくる言葉がドライウェイトですが、最も奥が深い言葉もドライウェイトです。

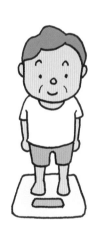

ドライウェイトと心胸比

ドライウェイト自体は、血液透析では**医療者・患者の双方で最も重要な考え方**ですが、実際にはいくつかの課題があります。これが「奥が深い」理由です。ひとつは、ドライウェイトを簡単に決められる指標がないということです。もうひとつは、ドライウェイトが必ずしも血液の量と関連しないことです。

通常、心胸比（CTR）がドライウェイトの指標として使われます。しかし、心胸比の正常値はありません。例えば、同じ45%の心胸比でも、もともとの心胸比が50%の患者と40%の患者では、考えが逆になります。50%の患者にとっては、45%の心胸比であれば、ドライウェイトを上げなければなりませんが、40%の患者だとドライウェイトを下げる必要があります。

◆ ドライウェイトと心胸比

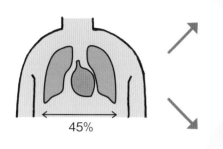

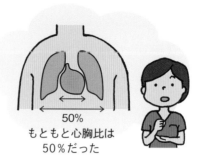

50%
もともと心胸比は
50％だった

ドライウェイト
上げる

45%

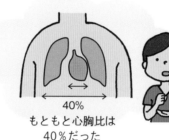

40%
もともと心胸比は
40％だった

ドライウェイト
下げる

ドライウェイトと様々な指標

血液検査ではANP、BNP（⇒P14）もよく使われる指標です。ANP、BNPが低い場合はドライウェイトを上げる根拠となりますが、心機能が低下している場合は、ANPやBNPが高くても、ドライウェイトを下げるかどうかは、ほかの指標も見て総合的に判断する必要があります。血圧については、透析中の血圧経過がどうか、また自宅での血圧も参考に決めていかなければなりません。下表にはこうしたドライウェイトの設定で活用される指標を挙げましたが、これらを総合的に判断しています。

また、炎症があったり、手術のあとであったり、便秘があったりする場合、同じ体重まで除水をすると、血液の量は適正な量よりも少なくなってしまいます。炎症や手術では血管の外に水が逃げてしまうので、体重は重いのですが、血液の量は少なくなってしまうからです（血管内脱水）。この場合、もともとのドライウェイトまで除水すると血圧が下がります。

食事量が減っている場合にはドライウェイトを下げなければなりませんし、食事が増えて体重も増えていることが予想される場合には、ドライウェイトを上げる必要があります。**透析導入後、数カ月の間も、ドライウェイトを上げる必要がある時期**です。

◆ ドライウェイトを評価するための指標

指標の種類	指標
血液量の指標	心胸比 下大静脈径（腹部超音波検査で測定） ANP、BNP（血液検査）
血液濃縮の指標	連続ヘマトクリットモニタ法 PWI (plasma water index)
その他（体液量の指標）	バイオインピーダンス法

心疾患

心疾患では、心不全、虚血性心疾患、弁膜症、不整脈が重要です。

心不全

虚血性心疾患、弁膜症、不整脈のいずれも心不全の原因になります。ほかに、心機能が低下している場合、ドライウェイトのコントロールがうまくいっていない場合、長い期間高血圧が続いて心肥大がみられる場合にも、心不全が起こります。

◆ 心不全の症状例

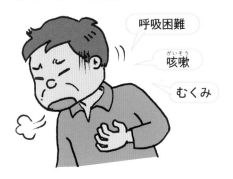

呼吸困難

咳嗽（がいそう）

むくみ

対応 ドライウェイトが実際よりも重く、血液量が多すぎる場合のほか、心肥大があり血液量は多くないが高血圧になっている場合にも、心不全をきたすことがあります（クリニカルシナリオ1〔CS1〕の心不全）。こうした場合には、平素からの血圧コントロールが大切です。

治療 原因となるほかの心疾患がある場合、例えば以下のような治療が行われます。
虚血性心疾患：血行再建術
弁膜症：弁置換術
不整脈の治療
内服薬としては、β遮断薬やアンジオテンシン変換酵素阻害薬（⇒P104）が治療として使われます。心機能が低下している場合には、埋め込み型装置による心臓再同期療法（Cardiac Resynchronization Therapy、CRT）が行われることもあります。

虚血性心疾患

透析を新たに始める患者の多くに、**冠動脈に狭窄（きょうさく）病変がある**ことが知られています。

対応 糖尿病患者、高齢者では必ずしも狭心症・心筋梗塞の症状がみられないこともあるため、急に心不全症状が出現したり、原因なく血圧が低下するようになったり、心胸比が大きくなったりした場合には、循環器専門医を受診することが必要です。

治療 ステント治療、冠動脈バイパス術の「血行再建術」が行われます。特にステント治療の場合には、抗血小板薬の内服が一定期間は必須です。飲み忘れないように、また自己判断で中止しないように注意する必要があります。

121

▶ステント治療

ステント治療とは、動脈硬化などで狭くなっている血管の部位に「ステント」と呼ばれる網目状の金属の筒を留置し、血管を広げて血液の流れを改善する治療法です。

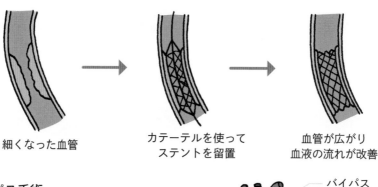

細くなった血管 → カテーテルを使ってステントを留置 → 血管が広がり血液の流れが改善

▶バイパス手術

バイパス手術は、冠動脈の狭窄部に迂回路（バイパス）を作成し、心臓の血流不足を改善します。

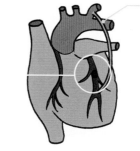

バイパス

狭窄部

弁膜症

　心臓には４つの弁がありますが、特に透析患者では、石灰化による大動脈弁狭窄症がみられることが多く、透析をしていない人と比較して、**狭窄の進行の速度が非常に速い**ことが問題とされています。

対応 定期的な心エコー、早めの循環器内科・外科の受診が必要です。大動脈弁狭窄がある場合には、過度な除水でショックに陥りやすく、血圧の回復も困難な場合があるため、過剰な除水を行わないようにしなければなりません。

治療 従来の弁置換術のほか、血管内治療による弁置換（経カテーテル的大動脈弁置換術：TAVI）も行われるようになってきています。弁置換後は、ワルファリンの内服が必要となるため、PT-INRを定期的に測定することでコントロールできているか評価していきます。

◆ 心臓の弁

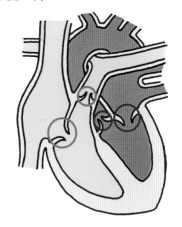

POINT

TAVIは、カテーテルを使用して、胸を開いたり心臓を止めたりすることなく心臓に人工弁を留置する治療法です。
PT-INR（プロトロンビン時間 国際標準比）は血液凝固検査で、その結果でワルファリンの効果を判定します。

不整脈

　不整脈も血液透析患者ではしばしばみられます。不整脈には上室性（心房由来）の不整脈と、心室性の不整脈があります。特に心房細動の頻度が高く、**透析中特有の発作性心房細動**も多くみられます。

対応　患者がもともと持っている心疾患（低心機能、心不全、虚血性疾患、弁疾患など）に、透析による変化（溢水・脱水、低カリウム血症など）が加わることが原因となります。血液量が適正か、カリウム（K）が低すぎないか（透析前4mEq/L未満など）を確認します。

治療　もともとの心疾患に対する治療のほか、ドライウェイトの適正化、電解質の補正、必要に応じて抗不整脈薬が用いられます。心機能が低下している場合や虚血性心疾患がある場合には、心室性の不整脈がみられることがあります。特に脈が速くなる心室性不整脈の場合は致命的になるため、抗不整脈薬、埋め込み型の除細動器などが使われます。

　徐脈型の不整脈もみられます。高カリウム血症による徐脈のほか、洞不全症候群（心臓のペースメーカー機能の低下）、房室ブロックなどが原因となります。高カリウム血症による徐脈では、至急血液透析を行いますが、いずれも循環器内科との連携が必須です。

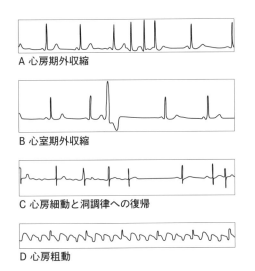

◆ 不整脈の心電図例

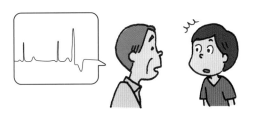

A 心房期外収縮

B 心室期外収縮

C 心房細動と洞調律への復帰

D 心房粗動

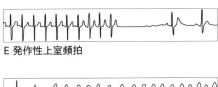

E 発作性上室頻拍

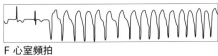

F 心室頻拍

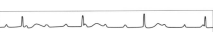

G 完全房室ブロック

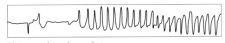

H torsades de pointes

文献1)を参考に作成

123

脳血管疾患

　脳出血、脳梗塞ともみられますが、透析を行っていない患者と比較して、特に脳出血の頻度が高いとされています。平素から血圧を高くしすぎないことが重要です。脳梗塞については、動脈硬化の予防、また血圧の変動を避けることが大切です。

　脳出血、脳梗塞とも発症早期の透析は避ける必要があります。出血の助長や、血圧の変動による**梗塞巣の拡大が懸念される**からです。

　グリセリンを透析中に投与して、脳圧の変動を避けるほか、抗凝固薬もナファモスタットメシル酸塩（⇒P47）を使用します。

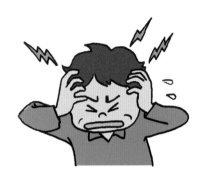

末梢動脈疾患

　足の動脈に狭窄・閉塞があると、その末梢側に血流障害が起こります。軽度の場合には、足の冷感がみられますが、間欠性跛行（ある程度の距離を歩くと足が痛み、休むとよくなる）や、さらには傷が治りづらくなり、皮膚潰瘍、感染（⇒P142）を合併すると下肢切断が必要となってしまいます。

　フォンテイン(Fontaine)分類と、ラザフォード(Rutherford)分類によって重症度が分類されます。

◆ フォンテイン分類とラザフォード分類

Fontaine分類		Rutherford分類		
ステージ	臨床像	ステージ	カテゴリー	臨床像
I	無症状	0	0	無症状
IIa	軽度の跛行	I	1	軽度跛行
IIb	中等度から高度の跛行	I	2	中等度の跛行
III	虚血性安静時疼痛	I	3	高度の跛行
IV	潰瘍、壊疽	II	4	虚血性安静時疼痛
		III	5	組織欠損(小)
		III	6	組織欠損(大)

　潰瘍がある場合には、創傷処置が行われますが、血管の狭窄をバイパスさせたり、血管内治療で拡張させる処置も行われます。また、内服治療でシロスタゾールなどの抗血小板薬や、注射薬としてアルプロスタジルも使われます。さらに、LDL吸着療法などのアフェレシスも行われることがあります。

予防が重要で、フットケア（⇒P143）で傷を作らないこと、また傷ができてしまった場合には、大きくしない・感染を起こさないことが重要です。

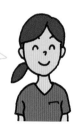

消化器系の合併症

透析患者では、消化器系の合併症もみられます。上部消化管の潰瘍・出血性病変、小腸からの出血、下部消化管の憩室出血・憩室炎、便秘などが主な疾患です。肝疾患も重要で、長期透析歴のある患者を中心に、透析を受けていない人と比較してウイルス性肝炎の合併が多いことも問題です。

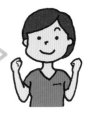

◆ 透析患者の主な消化器疾患

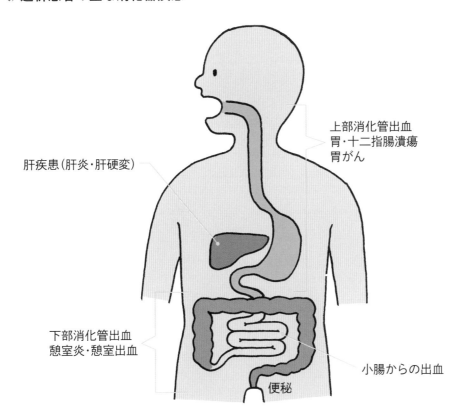

肝疾患（肝炎・肝硬変）

上部消化管出血
胃・十二指腸潰瘍
胃がん

下部消化管出血
憩室炎・憩室出血

小腸からの出血

便秘

上部消化管出血

血液透析患者には上部消化管出血が多いことが知られています。非ステロイド系消炎鎮痛薬(NSAID)の内服が危険因子となります。

対応 冠動脈疾患を認める患者はアスピリンなどの抗血小板薬を内服することが多いため、消化管出血には注意が必要です。

タール便など明らかな出血のほかにも原因不明の貧血を認める場合、少量の出血が継続しているときには便潜血は陰性となるため、積極的に内視鏡による上部消化管出血の精査を行います。

治療 消化性潰瘍も含めて、急性胃粘膜病変(AGML)では、プロトンポンプ阻害薬、H₂ブロッカーなどの制酸薬が使用されます。

そのほか、胃前庭部毛細血管拡張症(GAVE)、びまん性胃前庭部毛細血管拡張症(DAVE)もしばしば認められます。GAVE、DAVEでは難治性の出血をきたすことが多く、アルゴンプラズマ焼灼(しょうしゃく)が行われます。

小腸からの出血

透析患者では、時折、小腸からの出血を認めることがあります。従来、小腸は検査が困難な臓器でしたが、小腸内視鏡やカプセル内視鏡が開発され、出血源が特定可能となり、さらには止血処置も行えるようになってきています。消化管出血が疑われるものの、上部消化管・下部消化管に出血源がない場合には、小腸の検索が行われます。

下部消化管疾患

下部消化管(結腸・直腸)では、しばしば**憩室**が問題となります。多発性嚢胞腎の患者では結腸の憩室が合併症として有名ですが、それ以外の原疾患の患者でも憩室は高い頻度で認めます。こうした憩室は、**炎症(憩室炎)を起こしたり、出血(憩室出血)の原因となったり**します。

◆ **大腸憩室**

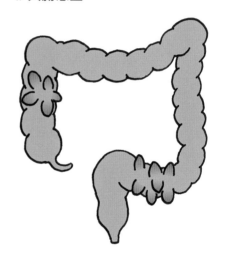

対応 腹痛がある場合に、症状・理学所見から緊急性を要することが疑われる場合には、血液検査で炎症の有無、CTで遊離ガス(せんこう)(腸管穿孔でみられる)を確認します。

下血がある場合、特に鮮血便である場合には下部消化管からの出血が疑われます。高度な炎症、腸管穿孔、消化管出血のいずれも緊急対応が必要なため、対応が可能な病院に搬送、あるいは消化器内科へのコンサルテーションが行われます。

治療 穿孔が起きている場合には緊急手術の適応となります。憩室出血の場合、止血が困難なときは手術が行われることもありますが、基本的には憩室炎は抗生剤投与、憩室出血は経過観察となります。

下部消化管でも血管異形成などにより出血がみられます。大腸ポリープもしばしば認められ、ポリープ切除術が行われます。

POINT

多発性嚢胞腎は、左右の腎臓に無数の嚢胞が生じる遺伝性疾患です。徐々に腎機能が低下し、腎不全となり、透析療法が必要になります。腎臓以外に肝臓などにも嚢胞ができる場合もあります。様々な合併症がありますが、くも膜下出血の危険性が高いことも注意点です。

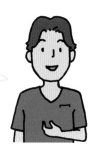

便秘

透析患者、**特に血液透析患者では、便秘を高い頻度で認めます**。糖尿病や心血管疾患のような合併症によるもの、リン吸着薬・カリウム吸着薬などの内服薬に伴うものなど様々な原因があります。

対応 下剤を内服することが多いのですが、硬便なのか、腸管運動が低下しているのかなど原因を明らかにしていく必要があります。前者の場合には便を軟らかくする下剤、後者の場合には腸管を動かす下剤が用いられます。

従来、よく使用されているセンナは耐性がみられるため注意が必要です。

肝疾患

長期透析歴の患者を中心として、Ｂ型肝炎、Ｃ型肝炎の罹患率が高いことが知られています。

対応 ウイルス性肝炎は感染対策も重要ですが、定期的な検査(HBs抗原、HBs抗体、HBc抗体、HCV抗体)が必要です(⇒P135)。
また、透析患者ではトランスアミナーゼがもともと低値になりやすく、AST、ALTが30 IU/Lなど正常範囲の上限であったとしても、肝障害が存在している可能性があることに注意する必要があります。

治療 肝炎ウイルスが陽性の場合には、消化器内科と連携し、特にＣ型肝炎の場合には直接作用型抗ウイルス薬(DAA)による治療が行われます。

腎性貧血

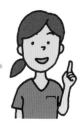

透析患者では、腎臓でのエリスロポエチンの産生が低下しています。血液透析患者では年間2gの鉄が失われるとする報告もあります。また、低栄養や炎症のある患者では、赤血球造血刺激因子製剤（ESA）の効きが悪くなるESA低反応性がみられます。いずれも、透析患者の貧血の原因となります。

腎性貧血の治療

貧血の治療には、主にエリスロポエチンの作用を補うESA、近年使用可能となった低酸素誘導因子プロリン水酸化酵素阻害薬（HIF-PH阻害薬）、鉄が使用されます。HIF-PH阻害薬は、腎臓におけるエリスロポエチンの合成を促進させることで貧血を改善させます。

貧血治療の目標値は、以下の3つによって評価されます。

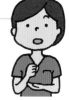

エリスロポエチンは、骨髄で赤血球を作るために必要なホルモンです。（⇒P15）

- ヘモグロビン
- トランスフェリン飽和度（TSAT、鉄÷TIBC［総鉄結合能］×100［%］）
- フェリチン

こうしたヘモグロビンの目標値と鉄代謝マーカーの目標値を表にしました。

◆ ヘモグロビンの目標値と治療開始基準

	血液透析	腹膜透析・保存期
開始基準	10g/dL未満	11g/dL未満
目標値	10～12g/dL	11～13g/dL
減量・休薬基準	-	重篤な心・血管疾患の既往・合併、医学的に必要な場合：12g/dLを超える場合

文献2)を参考に作成

◆ 鉄代謝マーカーの評価とその対策

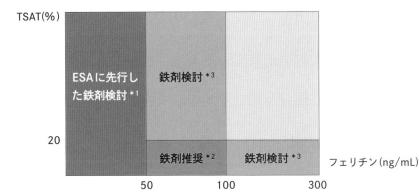

＊1：ESA製剤も鉄剤も投与されておらず目標Hb値が維持できない場合
＊2：ESA投与下で目標Hb維持できない場合
＊3：ESA投与下で目標Hb維持できない場合で、かつ鉄利用を低下させる病態を認めない場合

文献2)を参考に作成

　血液透析患者において**鉄欠乏の頻度は高い**ため、状態を観察し、鉄欠乏がある場合には、鉄の状態を考えながら鉄剤を内服・静注で投与します。鉄欠乏が治療されても貧血が改善しない場合には、ESA、HIF-PH阻害薬の投与量の調整を行います。

　貧血は、患者の入院や生命予後と関連するほか、身体機能、QOLとの関連があることもわかっています。鉄剤投与に反応しづらい鉄欠乏性貧血については、便潜血の検査など、消化管出血など潜在性の出血の有無について検査する必要があります。さらに、ESA低反応性はヘモグロビンの改善が困難なだけではなく、生命予後とも関連することが知られています。慢性的な炎症状態、低栄養が関連していることがわかってきており、透析液の清浄化など、慢性炎症の原因を排除するだけではなく、**栄養の十分な摂取によって栄養状態を改善させる**ことも求められます。

　鉄の過剰（フェリチン > 300 ng/mL）でも、生命予後が悪くなることが示されています。このため、定期的に鉄の状態を確認しながら、鉄過剰状態にならないように十分に留意することが必要です。

骨・ミネラル代謝異常

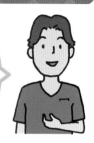

　腎臓からはリン（P）が排泄されていますが、リンを排泄する機能の低下から体の中にリンがたまると、検査値の異常（高リン血症、低カルシウム血症、副甲状腺ホルモンの上昇）だけではなく、骨の異常（腎性骨症）、血管や心臓の弁の石灰化をもたらし、生命予後や生活活動度に影響を与えます。

慢性腎臓病患者に認められやすい骨・ミネラル代謝異常
- 血液検査値の異常（高リン血症、低カルシウム（Ca）血症、副甲状腺ホルモン高値）
- 骨の異常（腎性骨症）
- 異所性石灰化（血管の石灰化、心臓の弁の石灰化、関節など軟部組織の石灰化）

　これらはいずれも予後・ADLと関連する病態であること、またまとめて対策を行う必要があるため、慢性腎臓病に伴う骨・ミネラル代謝異常（CKD-MBD）と呼びます。

　リン、カルシウム、PTH（副甲状腺ホルモン）は図に示すように、それぞれ目標値が定められています。図は有名な3×3の9分割図です。リン・カルシウムの値によって、対応が分けられています。このように、**検査値の異常、特に高リン血症に対して対策が取られます。**

◆ **リン、カルシウム管理基準「9分割図」**

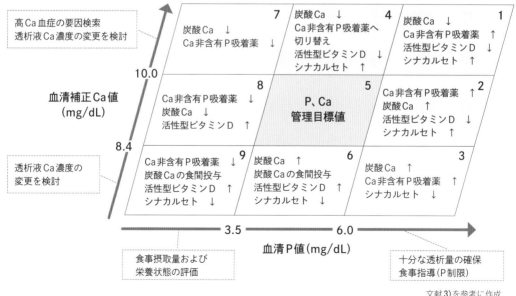

文献3)を参考に作成

ここで問題なのは、リンとたんぱく質摂取との関連です。血液透析患者では、たんぱく質を十分に摂取する必要がありますが（⇒P166）、たんぱく質を多く含む食品には、リンも多く含まれています。このため、血液透析患者には高リン血症がみられやすい背景があります。ただし、**リン制限でたんぱく質の摂取量が減少すると、むしろ予後が悪くなる**ことも示されていて、リン吸着薬を内服することが必要です。

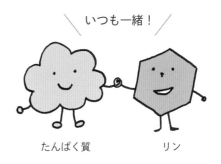

いつも一緒！

たんぱく質　　リン

一方、食品添加物にリンが含まれていて、こうした無機リンの吸収効率は高いこと、また、たんぱく質とは別個に食物中に含まれていることから、無機リンの摂取を避ける必要があります。

さらに、ビタミンDの不足も腎不全患者では認められます。低カルシウム血症、高リン血症、ビタミンD不足はいずれも副甲状腺ホルモンの分泌刺激になります。そのため、腎不全患者では副甲状腺ホルモンが上昇しやすく、二次性副甲状腺機能亢進症がみられます。

◈ **たんぱく質を多く含む食品にはリンも多く含まれる**

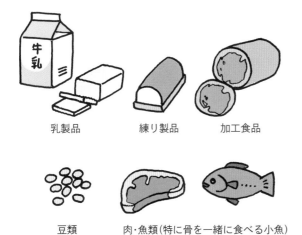

乳製品　　　練り製品　　　加工食品

豆類　　肉・魚類（特に骨を一緒に食べる小魚）

POINT

豆類に含まれるリンの吸収率は、動物性たんぱく質を含む食品に含まれるリンの吸収率より低いです。

透析アミロイドーシス

透析アミロイドーシスは、β2-ミクログロブリン（β2MG）という蛋白が、関節、椎体、腱鞘などに沈着し、障害をもたらすものです。透析治療では、血液透析濾過、リクセル（吸着型血液浄化器）の使用のほか、透析液の清浄化が重要です。

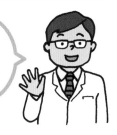

β2-ミクログロブリンが手関節部に沈着すると、正中神経の圧迫による手根管症候群(CTS)の原因となり、椎体への沈着では、破壊性脊椎関節症(DSA)を生じます。腱鞘に沈着した場合には、ばね指や、肩関節周囲炎の原因となります。いずれも疼痛や運動障害の原因となり、対症療法で十分な改善がみられない場合には、手術療法が行われます。

β2-ミクログロブリンは、効率の低いダイアライザを使用した透析では除去効率が低く、**高効率のダイアライザを使用**した血液透析や、血液透析濾過が行われます。β2-ミクログロブリンを選択的に吸着するリクセルも使用されます。また、慢性炎症が原因となるため、水の清浄化（⇒P42）も非常に重要です。

POINT

手根管症候群は指のしびれ、夜明け頃しびれや痛みで目が覚める、手首の手のひら側を叩くと指先までひびく痛みがある（Tinel徴候）などの症状があります。
ばね指は、指の曲げ伸ばしが困難になる、指を伸ばそうとすると引っかかる感じがする、といった症状があります。

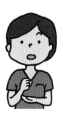

透析装置や透析膜の進歩によりβ2-ミクログロブリンの除去性能は上がっていますが、透析期間が長くなることによって、透析アミロイドーシス発症の可能性も高まっていきます。

悪性腫瘍

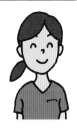

悪性腫瘍は、透析患者でも問題となります。透析導入直後（透析導入前から悪性腫瘍が存在）、長期透析歴のある患者では悪性腫瘍の頻度が高まります。

2020年末の透析医学会統計調査によると、透析患者の5.5％で治療中の悪性腫瘍がみられています。悪性腫瘍の種類を見ると、男性では腎泌尿器系（前立腺含む）43.8％、消化器系29.5％、呼吸器系14.7％、女性では乳腺内分泌系25.8％、消化器系25.4％、腎泌尿器系14.5％と続きます。透析歴で見ると、2年未満と30年以上の透析歴の透析患者でそれぞれ6.2％となっていて、頻度がそれ以外の透析歴の患者に比べて高いことが示されています。

腎泌尿器系・乳腺内分泌系では透析歴が20年以上の長い患者で多いですが、消化器、呼吸器、肝胆膵系などはいずれも透析歴が10年未満の患者で多い傾向にあります。導入直後に多いのは、透析導入前からある悪性腫瘍が透析導入時期に見つかるためと考えられています。

透析を受けていない患者と同様に検査が行われますが、特に長期透析歴のある患者では、腎臓が萎縮し、囊胞が多発する、多囊胞化萎縮腎(ACDK)を認めます。

ACDKを認める患者では、囊胞から腎細胞がんが発生することがあるため、定期的に超音波検査を行い、疑わしい場合には、造影CTによる検査を行う必要があります。また、腫瘍マーカーのうち、CEAなど透析患者では高値になるものもあるため、注意する必要があります。治療については、手術は透析を行っていない患者とほぼ同様に行われますが、**化学療法については、投与量の調整が必要な薬剤もあります。**

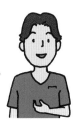

CEAは代表的な腫瘍マーカーで、消化器がん（大腸がん、胃がんなど）、肺がん、乳がんなどで高値になります。

参考文献 1)門脇孝ほか総編集、村川裕二著：不整脈．カラー版 内科学、西村書店、2012年、558 2)慢性腎臓病患者における腎性貧血治療のガイドライン改訂ワーキンググループ：2015年版日本透析医学会 慢性腎臓病患者における腎性貧血治療のガイドライン．日本透析医学会雑誌、49巻2号、2016年、114、127. 3)日本透析医学会：慢性腎臓病に伴う骨・ミネラル代謝異常の診療ガイドライン．日本透析医学会雑誌、45巻4号、2012年、311. 4)日本透析医学会統計調査委員会：わが国の慢性透析療法の現況(2020年12月31日現在)．日本透析医学会雑誌、54巻12号、2020年、635.

感染症

感染症の感染経路は、主に血液媒介感染、接触感染、飛沫感染および空気感染です。それぞれの感染経路を理解した感染対策が求められます。透析患者の場合、ウイルス性肝炎、HIV感染症、ノロウイルス、結核、インフルエンザ、COVID-19感染症対策が特に重要です。

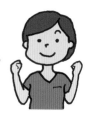

感染経路は主に4つ

血液媒介感染、接触感染、飛沫感染および**空気感染**の4つの感染経路が医療現場では重要となります。

血液媒介感染

血液への直接接触や、針刺しなどを介して血液内に存在している病原体が体内に入る。B型肝炎、C型肝炎、HIV感染症、梅毒など。

接触感染

接触を介して病原体が伝播する。

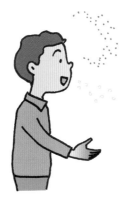
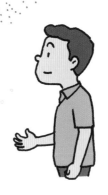

文献1)を参考に作成

飛沫感染

くしゃみや咳をした際に出るしぶきを介して病原体が伝播する。飛沫距離は約2m。

空気感染

空気感染予防策は、原則、陰圧室への患者収容。患者が部屋から出る必要がある場合は**サージカルマスク**を着用してもらう。医療者および面会者が入室する際は、**N95マスク**を着用する。

各感染症と対応

◆ 各種病原体の感染経路別分類

感染経路	代表的な病原体	患者側対応策	医療者側対応策
血液媒介感染	HBV（B型肝炎ウイルス）、HCV（C型肝炎ウイルス）、HIV、梅毒トレポネーマなど	HBV：個室隔離 or ベッド固定 HCV：ベッド固定 HIV：標準予防策	HBV：ワクチン接種 針刺し防止策
接触感染	黄色ブドウ球菌、緑膿菌、腸球菌、腸内細菌、アシネトバクター属菌、ノロウイルス、ロタウイルス、アデノウイルス、疥癬など	個室管理 or ベッド間隔をあける 環境表面消毒	手袋、ガウン or エプロン
飛沫感染	インフルエンザウイルス、ムンプスウイルス、風疹ウイルス、髄膜炎菌、百日咳菌、インフルエンザ菌、肺炎マイコプラズマ、肺炎クラミジアなど	個室管理 or ベッド間隔をあけ仕切り設置 サージカルマスク着用	標準予防策
空気感染	結核菌、麻疹ウイルス、水痘ウイルス	陰圧室 部屋から出るとき：サージカルマスク着用	N95マスク

文献2)より一部改変

B型肝炎、C型肝炎

B型肝炎、C型肝炎は**血液媒介感染症**です。慢性肝炎と急性肝炎がありますが、急性肝炎の場合は発熱、倦怠感、食欲低下、嘔吐、黄疸、褐色尿などの症状があります。

HBV感染は、HBs抗原、HBs抗体、HBc抗体の検査で状態を把握することができます。HBワクチン接種者を除き、HBs抗体またはHBc抗体陽性であれば**HBV DNA**の検査が推奨されます。

HCV抗体陰性であれば通常HCV感染はありません。HCV抗体陽性の場合、現在の感染状況を評価するために**HCV RNA検査**を行います。

◆ HBV 関連検査の判定

HBs抗原	HBs抗体	HBc抗体	病態	対応
−	−	−	正常	通常対応
		+	HB既往感染	HBV DNA測定
	+	−	HBワクチン接種者	通常対応 ワクチン接種の場合、DNA測定
		+	HB既往感染	HBV DNA測定
+	−	−	HBキャリア	専門医相談

対応 HBV は、室内で最低 7 日間は環境表面に存在することが可能なため、HBV 感染患者は個室隔離透析、隔離が不可能な場合はベッド固定を行い、専用の透析装置や透析関連物品を使うことが推奨されます。HCV 感染患者も HBV 感染患者と同様にベッド固定、透析装置や透析関連物品を専用にすることが推奨されます。

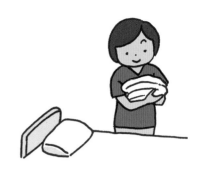

治療 HBV 感染患者に対してはインターフェロンや核酸アナログ製剤での治療が行われます。HCV 感染患者に対してはインターフェロンでの治療が行われますが、現在では直接作用型抗ウイルス薬（DAA）が優先的に用いられます。

ノロウイルス感染症

ノロウイルスは、汚染されたカキや二枚貝を十分に加熱せずに食べる**経口摂取**のほか、**接触感染、飛沫感染、空気感染**が主な感染経路です。ノロウイルス感染者が使用した便器やベッド周囲などに付着したウイルスに触れた人が、手指などから感染を起こします。

症状は嘔吐や下痢、腹痛が主で、悪寒や発熱、関節痛、全身倦怠感を伴う場合もあります。感染力が強く、急速に感染が拡大します。**アルコール消毒は効果がなく**、石鹸（せっけん）と流水による**手洗い**を行います。物品などを汚染した場合は、**煮沸消毒**か**次亜塩素酸ナトリウム**による消毒が必要です。

対応 感染者の嘔吐物や下痢便を処理する際、ノロウイルスを含む飛沫により感染するリスクがあります。そのため処理時は手袋とガウンだけではなく、サージカルマスクも着用して飛沫感染を予防します。透析時は個室管理またはカーテン隔離を行います。この措置は、**症状改善 2 ～ 3 日後に解除**となります。

> 嘔吐物がカーペットに付着し、十分な清掃が行われないまま数日が経過したあとにウイルスが塵埃（じんあい）として舞い上がり、それを吸入した人が感染するという報告もあります。

治療 下痢、嘔吐によって引き起こされる脱水の治療などの**対症療法**となります。

結核

結核は**空気感染**により伝播します。呼吸器以外の肺外結核が周囲に伝染する可能性は低いです。肺結核の症状は咳、痰（たん）、血痰、胸痛、発熱、冷や汗、だるさなどが挙げられます。

対応 排菌のある透析患者は、**陰圧室への隔離入院**とします。結核病棟への転院が難しい場合は、個室での透析や一般の透析患者と時間をずらして透析を実施します。医療者は N95 マスクを着用し、換気を 1 時間に 6 回以上行い、移送の際は患者にサージカルマスクを装着します。

治療 抗結核薬での治療を行います。

インフルエンザ

　インフルエンザは主に冬季に流行する呼吸器ウイルス感染症です。主な感染経路は**接触感染**と**飛沫感染**です。通常は数日～１週間程度で治癒（ちゆ）に向かいますが、高齢者や慢性腎臓病などの基礎疾患があるハイリスク患者がインフルエンザに罹患（りかん）すると、肺炎や心不全などの合併症により致死的状況になることもまれではないため、注意深い対応が必要です。

対応　インフルエンザの主な感染経路を考えて、流行期には咳をする際にハンカチやティッシュで鼻や口を覆う咳エチケットやサージカルマスクの着用が必要です。
　インフルエンザを発症した透析患者は、個室で透析を行う、もしくはほかの透析患者と時間をずらして透析を行うことが望ましいですが、どちらも不可能な場合は、隣のベッドとの間にパーテーションを設置するなどの対策をします。
　インフルエンザ感染者と接触した透析患者に対しては、患者の承諾があれば予防投与を行います。

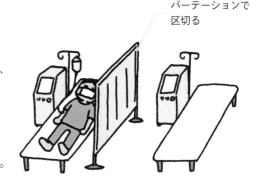

パーテーションで区切る

治療　インフルエンザの治療薬のうち、透析患者でも減量することなく使用できる薬剤に、ザナミビル水和物やラニナミビルオクタン酸エステル水和物があります。一方、透析患者で減量が必要な薬剤は、オセルタミビルリン酸塩とペラミビル水和物ですが、オセルタミビルリン酸塩は１回75mgで予防投与も治療も終了するため他剤と比較して使用しやすいです。

POINT

予防には**インフルエンザワクチン接種**が有効です。透析患者のみならず、スタッフもワクチンを接種します。インフルエンザと合併する細菌性肺炎が予後不良であるため、肺炎球菌ワクチン接種も重要です。

❺新型コロナウイルス感染症 (COVID-19)

　COVID-19の主な感染経路は、**接触感染**と**飛沫感染**です。発症する数日前より感染性を示し、発症前後の二次感染が多く、透析施設でのクラスターも報告されており感染防止策が重要です。**遺伝子増幅検査**や**抗原検査**などにより診断されます。

　症状は発熱、咳などの感冒症状や倦怠感、下痢、嘔吐などの消化器症状、嗅覚・味覚障害などが挙げられます。

> 2019年12月に中国湖北省武漢市から発生したCOVID-19は世界中にまん延し、2020年3月11日に世界保健機関（WHO）がパンデミックに該当する宣言を出しました。

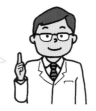

対応　環境表面へ落下した新型コロナウイルス（SARS-CoV-2）は、48〜72時間感染性を持つことが確認されています。接触感染対策として次亜塩素酸ナトリウムまたはアルコール系消毒液を使用することで、1分以内にウイルスが不活化することが報告されています。

飛沫感染対策には、マスクの着用と患者間の距離を保つことが有効とされます。吸引などのエアロゾル発生手技（⇒P195）を行う際は、陰圧個室での管理や、個室隔離ができない場合は十分な換気を行うことが重要です。

ワクチンには重症化予防効果があり、ワクチン接種が推奨されます。

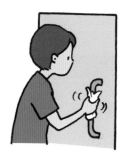

治療　一般人口では8割が軽症で自然治癒しますが、2割は中等症〜重症であり治療対象となります。透析患者では重症化するリスクが指摘されています。

感染初期にはSARS-CoV-2が増殖していると考えられ、抗ウイルス薬を使用し、増殖を抑えます。その後肺炎が増悪し炎症反応が過剰に起こる場合は、ステロイドやIL-6阻害薬などの抗炎症薬により炎症を抑えることが重要になります。

抗ウイルス薬としてファビピラビルやレムデシビル、抗炎症薬としてデキサメタゾンリン酸エステルナトリウムやトシリズマブが挙げられますが、治療方法に関してはいまだ議論があるところです。

参考文献 1)森兼啓太編:外科医のためのインフェクションコントロール.中外医学社、2016年、1-5　2)日本透析医会「透析施設における標準的な透析操作と感染予防に関する ガイドライン」改訂に向けたワーキンググループ:透析施設における標準的な透析操作と感染予防に関するガイドライン（五訂版）、2017年　3)菊地勘:透析室のハイリスク感染症 (1)B型肝炎・C型肝炎. 透析ケア、2015年、114-119　4)帯金里美:透析室のハイリスク感染症 (5)ノロウイルス. 透析ケア、2015年、134-138　5)安藤亮一:透析室のハイリスク感染症 (8)結核. 透析ケア、2015年、150-153　6)安藤亮一:透析室のハイリスク感染症 (7)インフルエンザ. 透析ケア、2015年、146-149　7)秋澤忠男、秋葉隆、菊地勘:新型コロナウイルス感染症に対する透析施設での対応について（第4報改訂版）〜まん延期における透析施設での具体的な感染対策〜

皮膚の合併症

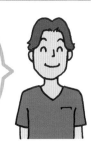

透析患者の看護にあたって、健常患者と比較して特に気をつけなければならない点は大きくふたつあります。ひとつは皮膚のかゆみで、透析患者では除水による皮膚乾燥、腎不全による皮膚掻痒症(そうよう)が問題になります。もうひとつが末梢(まっしょう)循環障害です。この2点を中心に、診るべき点とケア、患者に対する教育について考えてみましょう。

透析患者の皮膚病変

皮膚のかゆみと末梢循環障害のうち、**頻度が高いのは皮膚のかゆみ**で、それを起因として様々な皮膚症状がみられます。また、**最も重篤となり初期対応が重要となるのが末梢循環障害**です。

現在はフットケアの重要性も浸透してきていますが、通常の透析看護に加えて、手足の皮膚の状態を診ることが、血行障害や感染の原因となる病態の予防や早期治療を可能にします。

◆ 手足を診よう！

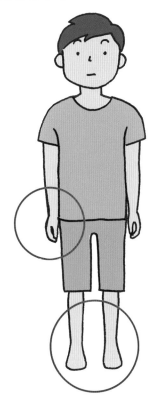

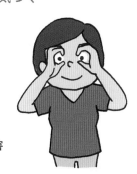

POINT

手足を診て気づく
疾患・症状

・皮膚掻痒症
・乾燥肌
・白癬(はくせん)
・巻き爪
・蜂窩織炎(ほうかしきえん)
・末梢循環障害
・壊疽(えそ)　など

皮膚のかゆみ

　高齢の透析患者の場合、多く除水を行うため、さらに皮膚の水分が保たれにくいといえます。見た目でわかる症状として、米糠様鱗屑（こめぬかようりんせつ）や、時にひび割れのような亀裂状紅斑（きれつじょうこうはん）があります。

　保湿が十分でない場合、皮膚は、**テープなどの外的刺激によって容易に湿疹を生じます**。また、慢性的な皮膚乾燥があると、掻痒を感じる神経が皮膚表面へ伸びてきます。そのため、より掻痒感を感じやすく、掻き壊しにつながります。その結果、炎症が起こり、慢性的な湿疹を起こす悪循環に陥ります。

　これらのことを防ぐため、初期の乾燥を防ぎかゆみを取ることがとても重要です。かゆみを取ることはQOLの向上につながります。

　乾燥をやわらげる塗り薬は、乾燥が強いほど保湿力の高いものを選ぶのが妥当です。真っ白に粉が吹いている状態ではワセリン、皮膚表面に毛羽立つ鱗屑が少しみられるくらいなら保湿クリームを、見た目に鱗屑は目立たない状態であればローション基材が良いでしょう。保湿は通常1日2回、皮膚表面がしっとりする程度十分な量を使用します。

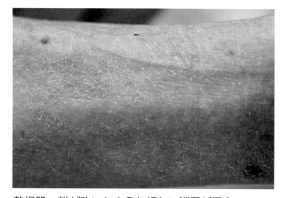

乾燥肌。粉が吹いたような細かい鱗屑が目立つ

　一方、湿疹を生じてしまった赤みのある部分は保湿だけでは不十分で、**ステロイド外用薬で治療し、炎症を改善させる必要があります**。

◆ **乾燥しやすい箇所**

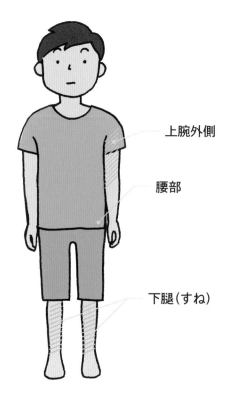

上腕外側

腰部

下腿（すね）

透析に伴う皮膚掻痒

　透析が必要な患者では、かゆみ物質が蓄積するためと考えられる皮膚のかゆみが起こります。このかゆみは通常の掻痒とは異なり、オピオイドκ受容体を介する中枢性のかゆみといわれ、一般に用いられる**抗ヒスタミン薬やステロイドの外用が効きにくい**という特徴があります。外用薬で緩和するのが難しい場合があるため、適切な外用を行っても改善が十分でない場合には、κ受容体作動薬の使用を医師と相談します。

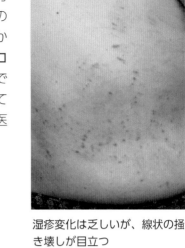

湿疹変化は乏しいが、線状の掻き壊しが目立つ

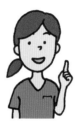

かゆみで掻き壊してしまうことを注意はしても、責めるべきではありません。実感したこともあるかもしれませんが、かゆみを我慢するのは極めて困難です。外用療法については、十分な量を使用していない場合が多いため、患者と一緒に薬を塗り、どれくらい塗れば良いか感覚的に理解してもらうようにします。

末梢循環障害

触診

　透析患者は基礎疾患に糖尿病も多く、血管病変がしばしばみられます。足に多いほか、手、陰部など様々な部位で血行障害による症状が生じます。カテーテル検査などが有用ですが、目で見て触れてわかることも多いです。

　透析に来た患者の手、足を必ず観察するとともに、**足背動脈**（そくはい）や**後脛骨動脈**（けいこつ）の触診をすると良いでしょう（⇒P144）。

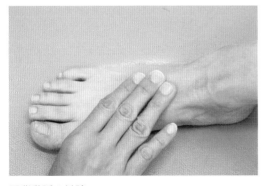

足背動脈の触診

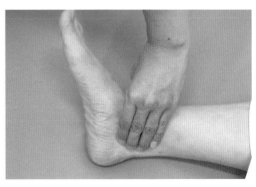

後脛骨動脈の触診

四肢末端の色調変化

　まず、色調の変化を確認します。末梢循環障害がある場合、皮膚の色が紫色調になり、触れると血流障害のある部分が周囲より冷たく感じます。冬季に目立つ傾向があります。

爪の変化

　爪の変化についても確認します。高齢者や透析患者では、爪を包む鞘の角度は鈍角になり肥厚します。爪白癬があればなおさらです。肥厚した爪は弯曲し、巻き爪となって足の指の皮膚に刺さり込み、傷を作ってしまいそこから感染が起こり蜂窩織炎を生じます。爪切りのときは、爪やすり、グラインダーを用い、長さは爪先が足趾の先と同じか少し出るくらいにします。平坦に削るよう心がけてください（⇒P146）。

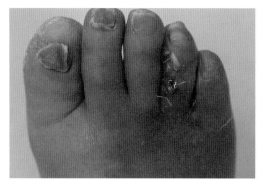

四肢末端の紫色の色調変化、爪の肥厚、弯曲

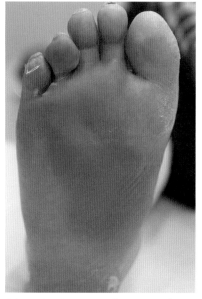

循環障害と蜂窩織炎がみられるが熱感は目立たない

　末梢循環障害が改善されなければ、いずれ足先から潰瘍形成、壊疽を生じ、乾固した黒色壊疽となってしまいます。この段階に至ると壊疽となった部分の回復は困難です。

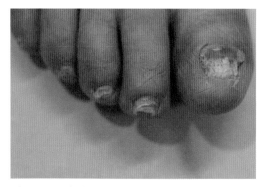

爪の肥厚と変形

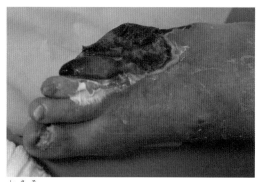

趾壊疽。黒色変化した部分は元には戻らない

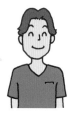

観察と予防ケアはとても重要です。患者にもしっかり伝えましょう。

ナースが行うフットケア

維持透析患者の下肢末梢動脈疾患（Peripheral Arterial Disease: PAD）の特徴は、高い発症率、病変の石灰化と下肢より末梢に病変があるため治療に難渋する点、下肢切断を介した死亡率の高さ、無症状から急速な壊死への進行です。

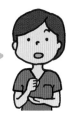

予防的フットケアの目的

1. 足に傷を作らない
2. 足病変の早期発見と適切な対処
3. 適切な診療科受診の遂行と多職種チームによる患者との関わり

フットケアは看護の原点に戻ること

● 無理せずできることから始める。
● 足をよく見る。
● 患者の話をまずは否定せずに聴く。
● 患者や家族、医療者間で情報を共有する。
● ケアを継続できるように、記録を残す。

POINT

透析患者の下肢切断有病率は、2000年末には透析患者全体の1.6%でしたが、2005年末には2.6%と増加しています。2012年では、下肢切断の有病率は3.6%であり、そのうち糖尿病患者は7%、非糖尿病患者は1.4%でした。

◈ 足病変発症リスクが高い患者

1. 足病変や足趾切断の既往がある患者
2. 透析患者
3. 末梢動脈疾患（PAD、⇒P124）がある患者
4. ヘビースモーカー
5. 糖尿病神経障害が高度な患者
6. 足趾や爪の変形、胼胝（圧迫され続けた皮膚の角質層が増殖して固くなる病変。「たこ」とも呼ばれる）を有する患者
7. 足病変自体を知らない患者
8. 血糖コントロールが不十分な患者
9. 視力障害が高度で、足を見たり爪を切ったりできない患者
10. 外傷を受ける機会が多い患者
11. 一人暮らしの高齢患者や足の衛生保持が不十分な患者

フットケアの準備

何を観察する？

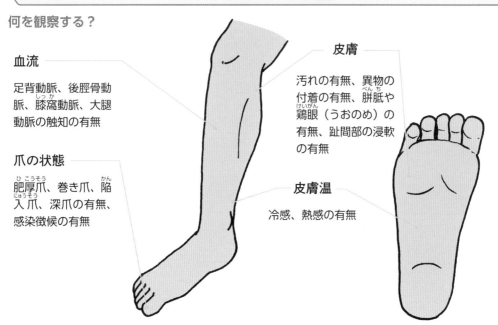

血流
足背動脈、後脛骨動脈、膝窩動脈、大腿動脈の触知の有無

爪の状態
肥厚爪（ひこうそう）、巻き爪、陥入爪（かんにゅうそう）、深爪の有無、感染徴候の有無

皮膚
汚れの有無、異物の付着の有無、胼胝（べんち）や鶏眼（けいがん）（うおのめ）の有無、趾間部の浸軟の有無

皮膚温
冷感、熱感の有無

どのように観察する？

問診：主訴や症状、**フォンテイン（Fontaine）分類評価**、喫煙歴
視診：左右差・浮腫（ひしん）・皮疹・潰瘍（かいよう）の有無
聴診：必要に応じてドプラ使用
触診：**動脈触知**・浮腫圧痕の有無・冷感や熱感の有無を確認

◆ Fontaine分類とABI（足関節上腕血圧比）参考値と治療

分類度	臨床所見	ABI参考値	治療法
I	無症候（冷感、しびれ）	0.9～0.7	動脈硬化の管理、禁煙、フットケア
Ⅱa	軽度の跛行 （200m以上の歩行）	0.7～0.4	上記を含め、薬物療法、運動療法
Ⅱb	中等度～重度の跛行 （200m以下の歩行）	0.7～0.4	上記を含め、血行再建術
Ⅲ	虚血性安静時疼痛	0.4～測定不可	血行再建術
Ⅳ	潰瘍・壊死	0.2～測定不可	血行再建術、外科的治療、創傷処置

以下の3つがある場合は、治療対象と考えられるため、専門機関に紹介が必要です。

① ABI値が0.7以下。ABIは足首の血圧値を上腕の血圧値で割った値で、足の動脈を評価する際に使われます。値が低いほど狭窄・閉塞の可能性が高まります。

② 動脈触知ができない。ドプラでも聴診不可

③ 安静時疼痛（とうつう）、チアノーゼ、潰瘍がある

フットチェック

1 両足の皮膚の状態観察ポイント

☑ 皮膚温に左右差がないか
☑ 下肢から足趾の毛の有無
☑ 爪の状態
☑ 足の裏の皮膚（胼胝、鶏眼、創傷の有無、異物が刺さっていないか）
☑ どのような靴を履いているか、靴の中の異物や汚れの有無、血液の付着はないか
☑ 趾間部の皮膚の状態（汚れ、皮膚浸軟、創傷の有無）
☑ 踵（角質、乾燥、亀裂の有無）

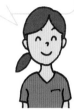

日頃から足の状態をチェックするよう伝えます。靴下は、出血や滲出液が確認しやすい淡い色のものが良いでしょう。

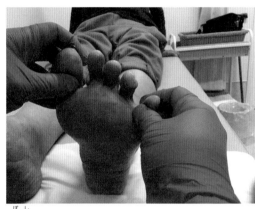

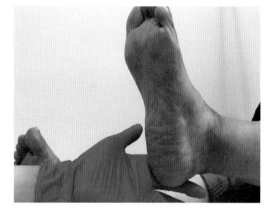

拇趾と第5趾を外側に軽く広げると、一度で趾間の皮膚を確認できる

踵の皮膚の乾燥や亀裂がないかもよく観察する

　足の痛みやしびれ、何かしら受傷した際は、必ずスタッフに申し出るよう患者に説明します。

2 動脈触知

　聴診したい動脈の付近にジェルを塗り、簡易ドプラのプローブ（ペン状の端子）を用いて動脈血の流れを音で確認します。正常な場合は心臓の拍動に合わせて拍動を聞くことができます。血流がない場合は、まったく音が聞こえません。

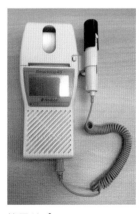

簡易ドプラ

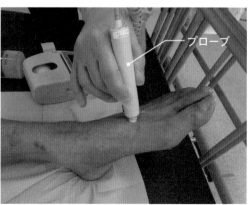

プローブ

動脈触知ができなかったときは、ドプラを用いて血流を確認する

フットケアの手順

1. フットチェックを行い、創傷などがないことを確認します。

2. 可能であれば、足浴を行います。難しい場合は、微温湯と洗浄剤を用いて足を洗浄します。

3. 対象患者に爪切り、胼胝処置、角質ケアなどの必要なケアを行います。

4. 必要なケアの終了後は、必ず保湿剤を塗布し、保湿を行います。

5. 観察した内容と、ケアの内容を看護記録に記載します。

6. フットケア後は、歩行の際に問題がないか、靴下を履く際に爪が引っからないかなどを確認します。

爪切り

◆ 必要物品

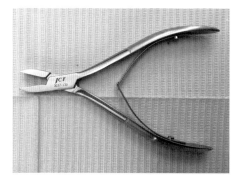

ニッパー

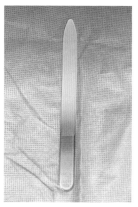

ガラスやすり

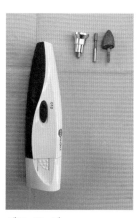

グラインダー

◆ 爪の切り方

爪の切り方は、スクエアオフカットにします。
白い部分をすべて切らないように注意しましょう。

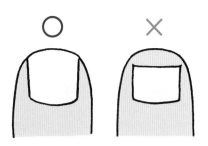

深爪はしないように、足趾と同じくらいか少し出るくらいの長さに爪を整えるように説明しましょう。

手順

①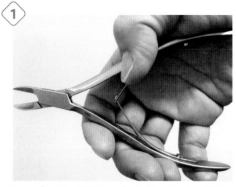

ニッパーは、刃部の平坦になっている側を、手のひら側にして持つ。

POINT

患者自身での爪切りは、スタッフが危険と判断した場合はそのことを伝え、スタッフが爪切りを行うようにしましょう。

視力障害がある患者へは、爪が靴下に引っかかるときや気になるときは、スタッフに申し出てもらうように説明しましょう。

②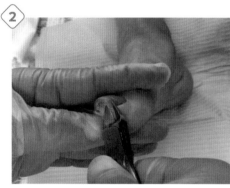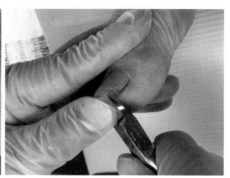

ニッパーの刃の先端を爪の端から少しずつ入れて、切っていく。反対の手の指で足趾を挟み込んで支える。切る際は、爪が看護師のほうに飛んでこないように親指で押さえる。

③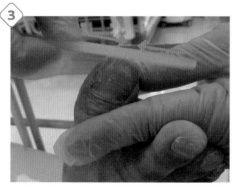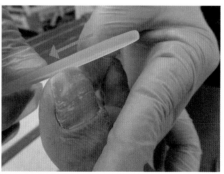

爪を切り終わったら、爪の先端の毛羽立ちや凹凸を整える。
ガラスやすりを一方向に動かして整える。両サイドを整えるときは、中心方向にやすりを動かす。中心を整えるときは、下方（皮膚のほうに）動かす。

グラインダーでも爪を整えることは可能です。グラインダーは、高速で回転して爪を研磨するため同一部位に長時間当てると熱が発生します。また、皮膚を損傷するおそれもあるため、注意が必要です。

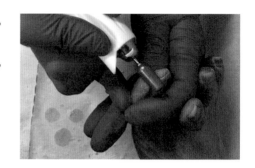

角質ケア

◆ 必要物品

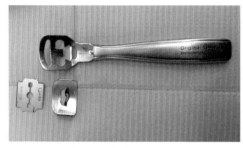

コーンカッター 背面に傾斜がある

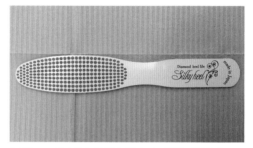

レデューサ 踵の角質を除去する際に使用する

使い方

コーンカッター

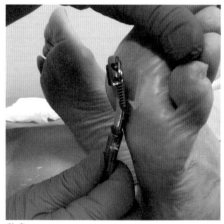

胼胝に軽く刃を当て、矢印の方向にコーンカッターを移動させる
コーンカッターは、力を入れると刃が深く入ってしまうため、軽く持ち胼胝（⇒P143）に沿わせることが重要

レデューサ

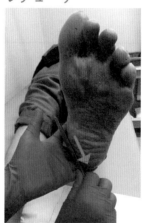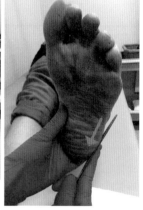

レデューサは、矢印の方向に一方向に動かす

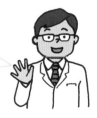

患者自身で胼胝の処置をしないように説明しましょう。刃物を用いて自己処置をすると、創傷の原因となります。胼胝ができて痛みがある際は、スタッフに伝えるように説明しましょう。
スピール膏は、使用しないように説明します。健常な皮膚まで浸軟させてしまうため創傷のリスクが高くなります。

保湿ケア

保湿剤や必要な外用薬を用いて保湿します。

◆ 保湿剤の量

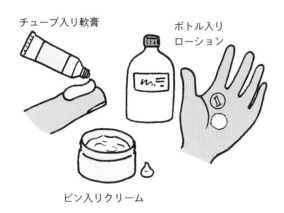

チューブ入り軟膏

ボトル入り
ローション

ビン入りクリーム

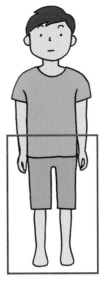

POINT

趾間部に保湿剤を
塗布すると、湿潤
環境を作り、白癬
菌を増殖させるリ
スクがあるため、
使用を控えます。

保湿剤の量は、1フィンガーチップユニット（Finger tip unit:FTU）約0.5 gです。
ローションなら、1円玉大が1 FTUで約0.5 gです。
両下肢（赤枠で囲んだ部分。下腿・足背・足底・足趾）で16FTU（約8 g）の保湿剤
が必要です。

塗布の仕方

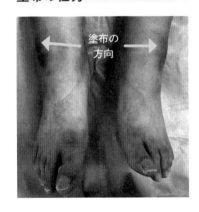

塗布の
方向

皮膚が汚れているときは、温タオルなどで汚れをふき
取ってから行います。
保湿剤は、末梢側より皮膚の溝（皮溝）に沿って塗布
します。縦方向に塗布すると、白く外用薬が残ります。
ティッシュペーパーが軽く付着する程度に保湿します。
余分な保湿剤は、軽くティッシュペーパーを当てて除去
します。
患者自身で塗布できる場合は、入浴後や入眠前に保湿
するように伝えます。

毎日保湿ケアを継続することが重要です。
保湿してきれいになった皮膚を患者が実感できるよう、小さな変化に気づき、
患者と共有しましょう。
フットケアを行うには技術の習得が必要ですが、爪切りや胼胝処置に自信が
ない場合は、足を清潔にして保湿を行うだけでも十分なフットケアです。爪切
りや胼胝処置ができる医療機関に受診を促してみましょう。
次のケアに生かすための記録も必ず残しましょう。

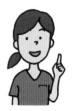

Part **6** 合併症の
アセスメントと対応

ナースが行うフットケア

参考文献 1)小林修三：日本内科学会誌 慢性腎臓病と末梢動脈疾患の進行 2016年、105巻5号 842-849 2)日本フットケア学会編、監修：西田壽代：はじめようフットケア第3版.日本看護協会、2013年、1、4

◆ 透析室で使用する薬一覧

透析室でよく使用される薬の一覧です。その他、基礎疾患や合併症の治療のための薬が処方されている場合もあります。内服するだけでなく、皮膚のトラブルやフットケアの際に使用する外用薬もあります。それらの薬もしっかり把握しておきましょう。

作用	薬剤
血圧低下時に内服する薬	内服薬 ● ミドドリン ● アメジニウム ● ドロキシドパ 静注薬 ● エチレフリン ● フェニレフリン ● ノルアドレナリン
血圧上昇時に内服する薬	ニフェジピンなど
貧血に関連する薬	赤血球造血刺激因子製剤(静注) ● エポエチンアルファ ● エポエチンベータ ● エポエチンカッパ ● ダルベポエチン ● エポエチンベータペゴル HIF-PH阻害薬(内服) ● ロキサデュスタット ● バダデュスタット ● ダプロデュスタット ● エナロデュスタット ● モリデュスタット 鉄剤(内服) ● クエン酸第一鉄 ● クエン酸第二鉄 ● 硫酸鉄 ● フマル酸第一鉄 ● ピロリン酸第二鉄 鉄剤(静注) ● 含糖酸化鉄
CKD-MBD治療薬	静注ビタミンD製剤 ● カルシトリオール ● マキサカルシトール カルシウム受容体作動薬 ● シナカルセト(内服) ● エテルカルセチド(静注) ● ウパシカルセト(静注)
その他	アルプロスタジル グリチルリチン酸・グリシン・システイン エルカルチン ノイロトロピン

検査データの読み方

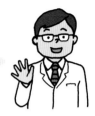

血液透析患者の血液検査は、基本的に週はじめ透析前で評価します。透析の効率を評価するためには、同じ日の透析後にも検査を行います。

貧血に関する検査

　貧血の評価は、ヘモグロビンで行います。ヘモグロビン目標値の表を見ると、血液透析患者と、腹膜透析・保存期腎不全患者でそれぞれ目標値が異なっています。

　鉄欠乏性貧血は、血液透析患者で貧血の原因として重要です。鉄の状態はふたつの指標で評価されます。ひとつは、トランスフェリン飽和度で、骨髄で利用可能な鉄の量を表します。もうひとつはフェリチンで、主に肝臓での貯蔵鉄の指標となります。

　そのほか、ESA（⇒ P 128）を十分量使用しても貧血が改善しない場合には、ESA低反応性があるといわれます。ESA低反応性の原因を下の表に示します。それぞれ検査を行い、対応します。

◆ ヘモグロビン目標値

	血液透析	腹膜透析・保存期
目標値	10〜12 g /dL	11〜13 g /dL

文献1)を参考に作成

◆ ESA低反応性の原因

ESA低反応性の有力な原因

・出血・失血
　　　　消化管や性器からの慢性失血、ダイアライザの残血
・造血阻害、造血器基質の欠乏
　　　　感染症(血液アクセス、腹膜アクセス感染)、炎症、外科的感染症、結核症、AIDS、自己免疫疾患
　　　　移植腎の慢性拒絶反応
　　　　高度の副甲状腺機能亢進症(線維性骨炎)
　　　　アルミニウム中毒症
　　　　葉酸、ビタミンB_{12}欠乏
・造血器腫瘍、血液疾患
　　　　多発性骨髄腫
　　　　その他の悪性腫瘍
　　　　溶血、異常ヘモグロビン症(サラセミア、鎌状赤血球性貧血)
・脾機能亢進症
・抗EPO抗体の出現

ESA低反応性が疑われる原因

不十分な透析、透析液の非清浄化、尿毒症物質の貯留　　低栄養
カルニチン欠乏　　ビタミンC欠乏　　ビタミンE欠乏　　亜鉛欠乏、銅欠乏　　ACE阻害薬の投与

文献2)より引用

CKD-MBDに関する検査

　CKD-MBDに関する検査としては、リン、カルシウム、PTH（⇒P130）があります。それぞれの目標値は次の通りです。

リン、カルシウム、PTHの目標値

- 血清リン濃度：3.5〜6.0mg/dL
- 血清補正カルシウム濃度：8.4〜10.0mg/dL
- 血清PTH濃度：
  - intact PTH 60pg/mL以上、240pg/mL未満
  - whole PTH 35pg/mL以上、150pg/mL未満

　カルシウムはおおよそその半分がアルブミンと結合しています。実際に活性を持つのは、イオン化したカルシウムです。低アルブミン血症がみられる場合には、アルブミンに結合したカルシウムが低下してしまうので、血清アルブミン濃度が4g/dL未満の場合、補正カルシウム値を計算し評価します。

補正カルシウム値＝血清カルシウム濃度(mg/dL)＋(4 − 血清アルブミン濃度 [g /dL])

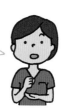

> 低アルブミン血症の場合、見かけ上カルシウムが低くても、高カルシウム血症となることがあるため注意が必要です。

　PTHは、実際に活性を持っている84個のアミノ酸からなるwhole PTH以外にも、腎不全の患者ではPTHの断片が血中に存在します。intact PTHが通常PTHの指標としては使用されますが、こうしたPTHの断片もintact PTHには含まれます。このため、whole PTHのほうが、intact PTHよりも小さな値となり、おおよそintact PTH = whole PTH × 1.7の関係があるとされています。

血液量・体液量の指標

　ドライウェイトを決定する際に用いられる血液検査には、hANP、BNPと、PWI（plasma water index：血液濃縮率）があります。hANP、BNPは、いずれも心臓で検知される血液の量の指標であり、血液量が少ない（ドライウェイトを上げる必要がある）ときには低く、血液量が多い（ドライウェイトを下げる必要がある）ときには高くなります。透析後のhANP50-100pg/mLが適正とされていますが、心機能が低下していたり、hANPの場合には心房細動があると高値になります。このため、hANP、BNPが高い場合に、ドライウェイトを下げる必要があるかどうかは、心機能の評価、心房細動の有無を考慮する必要があり、経時的な変化も考慮する必要があります。

　PWIは、除水に伴い、血液が濃縮する程度を評価した指標です。体液量が多い（ドライウェイトを下げる必要がある）場合には、除水を行っても、血管外にある多くの水が移動し、血液はあまり濃縮しません。一方、体液量が少ない（ドライウェイトを上げる必要がある）場合には、除水を行うと血液が大きく濃縮します。このため、血清総蛋白（TP）を指標として、下に示す計算式からPWIを計算します。2〜4が正常で、値が小さいほど血液濃縮が少なく、値が大きくなるほど血液濃縮が大きいと評価します。

◆ PWI の計算式

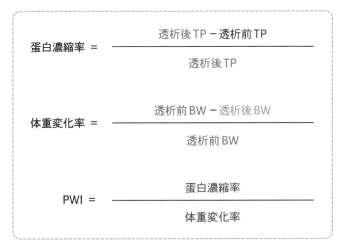

$$蛋白濃縮率 = \frac{透析後TP - 透析前TP}{透析後TP}$$

$$体重変化率 = \frac{透析前BW - 透析後BW}{透析前BW}$$

$$PWI = \frac{蛋白濃縮率}{体重変化率}$$

TP：血清総蛋白
BW：体重　　　です。

透析量の指標

　透析量の指標としては、小分子量物質である尿素と、大分子（小分子蛋白）であるβ_2-ミクログロブリン（β_2MG）および血液透析濾過（HDF）ではα_1-ミクログロブリン（α_1MG）の除去率が評価されます。

Kt/V

　血液透析では、週はじめ透析前後で血清尿素濃度を測定し、除水量を合わせて図に示す式をもとにして、Kt/Vという指標が計算されます。Kt/Vは体液量の何倍の血液がきれいにされたかを表します。無尿の患者では最低でも1.2、目標値は1.4以上とされます。一方、腹膜透析（PD）では、排液検査で透析効率を評価しますが、週あたりのKt/Vは残腎・腹膜透析を合わせて1.7以上が目標とされます。

◆ **血液透析患者の Kt/V の計算式**

$$Kt/V = -\ln(R - 0.03 - 0.75UF/BW)$$

R ＝透析後尿素窒素／透析前尿素窒素
UF：除水量（kg）
BW：体重（kg）

nPCR

　尿素からは、nPCR（標準化蛋白異化率）というたんぱく質の摂取量についての情報も得られます。透析患者では1日あたりのたんぱく質の摂取量が 0.9 g /kg/日以上とされています。nPCRは、異化・同化がみられない場合にはほぼたんぱく質の摂取量に等しくなります。図に示す式で計算され、たんぱく質の摂取量が評価されます。

◆ **血液透析患者の nPCR の計算式**

$$nPCR = \frac{週はじめ透析前尿素窒素（mg/dL）}{36.3 + 5.48Kt/V + \dfrac{53.5}{Kt/V}} + 0.168$$

α_1MG除去率・アルブミン漏出量と改善する症状

　β_2MGは小分子蛋白の除去効率を見るうえで重要です。生命予後との関連も明らかになっており、週はじめ透析前の値を基準として、少なくとも30mg/L、可能な限り25mg/Lを達成することが求められています。一方、近年の血液透析濾過では分子量がよりアルブミンに近いα_1MGの除去率で評価されるようになってきています。右図のように、α_1MGの除去率は、改善する症状、アルブミンの漏出量と関連します。

◆ **α_1MG の評価法**

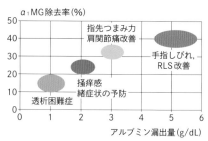

文献3)より引用

症状に応じて適正なα_1MGの除去率が目標値として設定される。アルブミンの漏出量はα_1MGの除去率と関連する

参考文献 1)慢性腎臓病患者における腎性貧血治療のガイドライン改訂ワーキンググループ：2015年版 日本透析医学会 慢性腎臓病患者における腎性貧血治療のガイドライン．日本透析医学会雑誌、49巻2号、2016年、114．2)2008年版日本透析医学会 慢性腎臓病患者における腎性貧血治療のガイドライン 日本透析医学会雑誌、41巻10号、2008年、696．3)Sakurai K: Biomarkers for evaluation of clinical outcomes of hemodiafiltration. Blood Purif 35 Suppl 1: 64-8, 2013

Part 7

セルフマネジメント支援

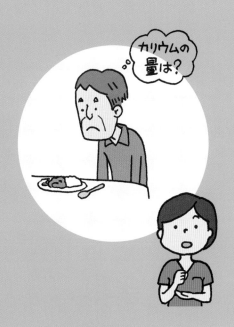

自己管理のポイントは？

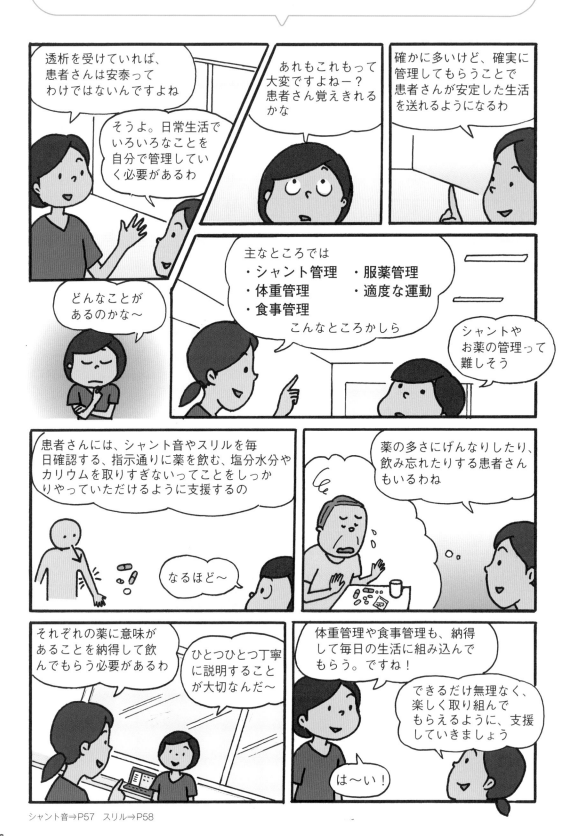

シャント音⇒P57　スリル⇒P58

透析患者のセルフマネジメント

透析を受けながらも日常生活を順調に送るには、患者自身がセルフマネジメント能力を身につけなければなりません。特に、食生活や身体活動、受療行動、心理社会生活の調整に関わるセルフマネジメントが重要になります。

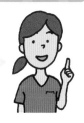

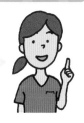

食生活

食生活では、食事療法や水分、塩分摂取の管理を行い、体重増加による溢水（いっすい）、厳しすぎる水分制限による脱水症、尿毒症や電解質異常に伴う高カリウム血症や骨・ミネラル代謝異常などの合併症を予防します。

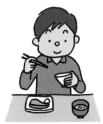

身体活動

身体活動では、適度な運動と十分な休息がバランス良く取れるように調整します。

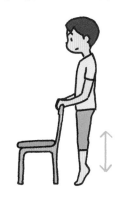

受療行動

受療行動では、透析療法を受けること、薬物療法を遵守すること、シャント管理や血圧測定、透析合併症の症状や徴候を理解し合併症を予防します。

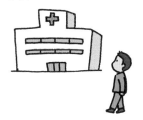

心理社会生活

心理社会生活では、透析療法と社会生活を両立させるために、家事や仕事の調整、対人関係や役割機能の調整を行います。また、長い透析生活によって生じる心理的問題への対処を上手に行っていくことが必要です。

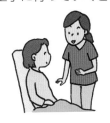

セルフマネジメント支援のポイント

　透析合併症の予防には、特に体重管理、食事管理、服薬管理が重要になります。患者自身が自分の病気と病状を把握して、自己管理の重要性を感じ、**セルフマネジメントを継続できるように支援する**ことが大切です。そのためには、患者の価値観、食習慣、生活・就労状況、経済状況、家庭環境などから患者の行動をアセスメントし、必要な支援は何かを見極めて、支援していきます。

自己管理支援

　患者が自己管理を行うには、自分の意見や要求が取り入れられ、遂行可能と思えるレベルから始められること、自己管理をして健康回復・維持するという**目的を患者自身がはっきりと認識できている**ことが重要です。

患者の心得
- 自己管理の方法を自己決定する
- 遂行可能なレベルから始める。頑張りすぎない
- ほかの患者と情報交換する
- 十分な栄養と休息、適度な運動をする
- 身体の状態を把握して、**必要な自己管理を考え生活に取り入れる**

医療者の心得
- 原疾患や合併症、今の身体の状態をわかりやすく説明する
- 患者がこれからどう生きていきたいか、お互いに確認する
- 目標達成のためには自己管理が重要であることを説明し、理解を得る
- 患者ができると思った方法を基準に、患者とともに考え、工夫する
- 自己決定した自己管理の方法が遂行できるように支援する
- **自己管理が継続できるように支援する**

高齢透析患者の自己管理を支えるには、**家族の協力**が重要です。家族の介護力を見極め、家族に対しても必要な援助を行います。単身者や高齢者夫婦世帯で生活支援が必要な場合は、市区町村の高齢者福祉課に相談します。生活保護受給者である場合は、市区町村の保護課（社会福祉事務所）にも相談しましょう。

家族との連携
- 連絡ノートなどによる情報交換

家族へのサポート
- 介護の協力、傾聴、ねぎらいの言葉をかける
- 家族をいたわり、無理をしないように話す
- 社会保険制度や介護保険制度についての情報提供
- 介護保険認定変更、相談

多職種との連携
- ケアマネジャー、介護ヘルパー、訪問看護師、医師、薬剤師、管理栄養士など

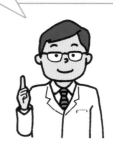

バスキュラーアクセス管理

バスキュラーアクセスの機能を維持するには、日常の細やかな観察と全身管理が重要です。日常のバスキュラーアクセス管理ではアクセスとその周囲の状態をよく観察し、閉塞や感染を予防します。アクセス不全があると透析効率が低下するため、透析効率の変化にも注意します。心疾患合併患者は心機能低下によりシャント血流が減少します。静脈高血圧症候群やスチール症候群などシャント合併症が起こることもあるため、シャント吻合部や穿刺部だけでなくシャント肢全体をよく観察します。

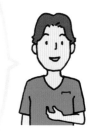

患者が行う日常生活でのシャント管理

● **毎日、シャントの観察をする**
シャント音、スリル、発赤、腫脹、疼痛、糜爛、掻痒感の有無など

● **シャント血流を妨げない**
シャント側の腕にバッグや荷物などを提げない
シャント側の腕に時計をしない（拇指のつけ根、前腕部にシャント作製している場合）
シャント側の腕で手枕をしない
吊り革につかまるなど、シャント側の腕を心臓の高さ以上に長時間上げない
一般の採血、点滴はシャント側では行わない
シャント側の腕で血圧を測定しない
止血ベルトの長時間使用を避ける

● **シャント側の腕をぶつけないよう注意する**
長袖の着用、吻合部の保護

● **シャント部の感染症を防ぐ**
皮膚、シャント部の清潔保持
シャント周囲のかぶれ予防（消毒液、テープなど）
透析当日の入浴は避ける

● **急激な血圧低下を防ぐ**
体重管理、起立性低血圧の予防、降圧・昇圧薬の内服管理

◆ **居眠りの姿勢に注意！**

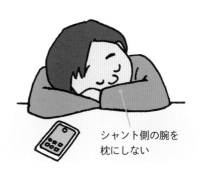

シャント側の腕を枕にしない

医療者が行うシャント管理

シャントの観察

「見て・聞いて・触って・持ち上げて」シャント
の状態を観察する

観察ポイントは、シャント血管の怒張の程度、側
副血行路への血流増加、穿刺時の感触や止血状態
など

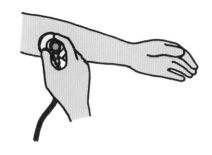

急激な血圧低下を防ぐ

ドライウェイトの適正化、除水量・除水速度の適正化、降圧・昇圧薬の調整

ヘモグロビン、ヘマトクリット(血液中の赤血球の割合)の必要以上の上昇を防ぐ

血液粘稠度が高くなり、狭窄部に血栓ができやすくなるため、造血剤の過剰投与に気
をつけ、脱水症を予防する

血管の攣縮や内膜肥厚を防ぐ

広範囲の穿刺、十分な血流量を確保できる穿刺部位を選択する

皮下出血、血腫や瘤の形成を防ぐ

確実な穿刺と止血を心がけ、同一部位での穿刺は避ける

シャント血流を妨げない

駆血帯や止血ベルト使用時、用手止血時は強すぎないように注意する

感染症の予防

清潔操作での穿刺と止血、食事療法支援、検査データ管理

POINT

シャントの観察の「持ち上げて」は、シャント肢を少しずつ45度くらいまで
挙上することです。血管に狭窄がない場合は、腕が上がるにつれてシャント血
管が平坦になり張りがなくなっていきます。狭窄があると膨らんだままか、途
中まで膨らんだ状態が保たれます。また血管痛があるとき、挙上して痛みが和
らぐようであれば過剰血流や狭窄が疑われます。

シャント運動

　内シャントを発達させるには、上肢の
末梢血流を促進させる掌握運動を行う
と良いでしょう。内シャント側の手を握っ
たり開いたりする運動を繰り返します。
柔らかいボール(軟式テニスボールなど)
やハンドグリップを使用して行う場合も
ありますが、あまり重すぎないものを使
用し、疲れたり筋肉痛になったりしない
程度に行います。

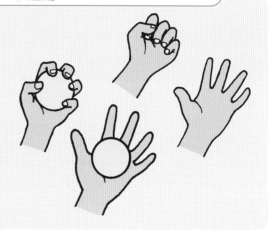

体重管理

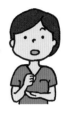

体重を管理することは、体液量を適正に管理することにつながります。体液量が増加すると心拍出量が増加し、心臓への負担が大きくなり心不全を誘発します。うっ血性心不全や肺水腫を招く危険もあります。一方、体液量が減ると脱水症を起こす危険があります。

体重管理の目標：最大透析間隔日の体重増加率を6%未満にすることが望ましい。
日本透析医学会維持血液透析ガイドライン：血液透析処方2013より

体重が増えすぎるとなぜいけないの？

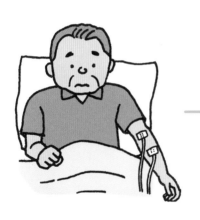 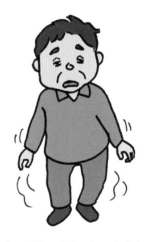

透析間の体重が増えすぎると、いつもより多く除水をするため、透析前後の体重変動が大きくなり、循環動態に影響を与える

血圧が低下することによる自覚症状として、気分が悪くなったり、足がつったりといった虚血症状が生じる。また透析副作用を起こしやすくなる

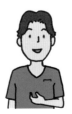

いつもの透析時間で除水しきれないと、透析時間の延長や臨時透析が必要になるため、身体への影響だけでなくQOLの維持が困難になることもあります。

原因　食事中に含まれる食塩が体内に吸収されると体液浸透圧が上昇し、渇中枢を刺激して口渇が生じるため、飲水量が増えて体重が増加します。

透析不足による尿毒症や高血糖も体液浸透圧を上昇させ、口渇を起こすため、効率の良い透析療法を行うことが求められます。糖尿病患者では、血糖管理も重要になります。体重増加が多い患者では、1回の透析での除水量が多くなり、有効循環血液量が減少します。過剰な除水で有効循環血液量が減少すると、レニン・アンジオテンシン・アルドステロン系が賦活化され、血漿アンジオテンシンⅡ値が上昇して渇中枢を刺激します。この結果、透析後に口渇が生じて飲水量が増えてしまいます。

対策　患者に不要な水分制限を強いることのないよう支援します。

体重管理では、まずは食塩を制限することが重要です。患者に食塩摂取量を6g未満にするよう説明しますが、透析前血清ナトリウム（Na）濃度が135mEq/L以下の低ナトリウム血症の患者には、食塩の制限ではなく水分を制限するように説明します。便秘も体重増加の原因になるため、予防を心がけます。

水分摂取による体液量増加の原因と対策

　水分摂取量には、飲水や飲酒のほか、「食品に含まれる水分」も含まれます。豆腐やコンニャク、アイスやプリンなどの固形物、野菜や果物の多くは水分です。みそ汁、鍋物の野菜・きのこ類もほぼ水分であり、麺類は汁を残しても麺は水分を吸収しています。**水分＝飲み物と思い、食品の含有水分を認識していない**患者もいます。飲水制限が守れていても、水分量の多い食品を摂取していると体重が増えてしまいます。

　米飯の炊き具合でも水分量が異なります。パン食は米飯と比べ水分量は少ないですが、高齢者では唾液の分泌量が低下しているためパンと一緒に飲み物やスープ

◆ **水分の多い食べ物**

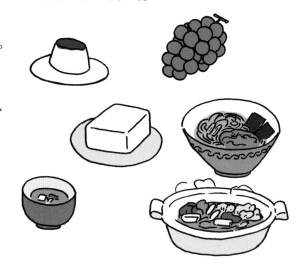

を摂取することが多くなり、結果として水分摂取量が増えることがあります。しかし、食事と一緒に摂取したスープなどは食事としてとらえ、水分摂取量として認識していないことがあります。

　体重増加の原因がわからない患者には、透析間に飲食した内容と摂取量を聞き、その水分量を確認します。透析間の食事内容を順序だててゆっくりと尋ねていきます。忘れてしまっている場合には、透析間の行動と関連づけて思い返しながら少しずつ尋ねていくと思い出すことがあります。

◆ 主な食品の水分量

食品(可食部100g)	水分(g)	食品(可食部100g)	水分(g)
ご飯(精白米)	60.0	ほうれん草	92.4
お粥(全かゆ)	83.0	レタス	95.9
食パン	39.2	いちご	90.0
フランスパン	30.0	いちごジャム	36.0
うどん(ゆで)	75.0	ぶどう(皮なし)	83.5
そば(ゆで)	68.0	みかん	86.9
じゃがいも	81.1	りんご(皮なし)	84.1
生いもコンニャク	97.3	えのきたけ	88.6
焼きいも(さつまいも)	58.1	生しいたけ	89.6
えだまめ(ゆで)	72.1	アイスクリーム	61.3
もめん豆腐	85.9	カスタードプリン	74.1
きゃべつ	92.7	コーンクリームスープ	86.0
だいこん	94.6	とん汁	94.4
にんじん	89.1	カップ麺(汁を残す)	69.1

日本食品標準成分表2020年版(八訂)より作成

POINT

患者は、服薬時の水分も飲水量とは別だと思っていることがあります。服薬量が多い場合や、粉薬・顆粒薬を服用する場合では、飲水量が多くなることがあります。服薬に必要な飲水量についても確認します。

患者の中には、食生活を知られることを恥ずかしいと思っている人もいます。食事内容の確認は、水分含有量の確認のためであること、良好な体重管理の重要なヒントになることを説明します。

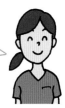

体液量減少の原因と対策

　発汗、発熱、嘔吐、下痢などによる水分喪失をきたすと脱水症を起こす場合があります。特に高齢者は口渇感が減弱しており、**脱水症を起こしても自覚症状が乏しく発見が遅れる**ことがあります。意識障害や不整脈のほか、シャント閉塞や心筋梗塞、脳梗塞などの危険もあるため注意が必要です。

　患者に脱水の症状や要因を説明し、**毎日体重測定を行い**ドライウェイトからの増減を把握して、体重管理が行えるよう支援します。

食事管理

　透析患者の食事管理は、透析療法と薬物療法の影響を受けます。どちらかひとつでも適正に行われていなければ、患者の状態は良好に維持できなくなり、不要な食事制限を強いられることになります。食事管理は、必要な栄養を摂取し栄養状態を良好に保ち、健康回復・維持、合併症の予防を目的としています。食事制限ではなく食事の管理を行うことであり、そのためには効率の良い透析療法と効果的な薬物療法が行われていることが重要になります。

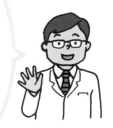

×食事制限　　○食事管理

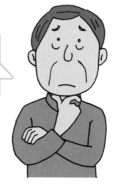

透析患者の生活

　透析患者は、週3回透析療法を受けるために通院をします。透析日と非透析日では1日の生活行動が異なり、食事摂取に影響することがあります。高齢患者は、非透析日にデイケアやデイサービス、ショートステイに通うことがあります。ここでは食事・入浴サービスやリハビリテーションを受けるため、食事内容や脱水予防の飲水について施設担当者と適切な情報共有をすることが必要になります。

◆ 1週間の透析スケジュール例

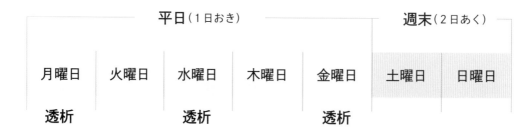

平日（1日おき）					週末（2日あく）	
月曜日	火曜日	水曜日	木曜日	金曜日	土曜日	日曜日
透析		透析		透析		

　透析間隔は、平日は中1日、週末は中2日になり、**透析間隔が長くなれば尿毒素やカリウム（K）・リン（P）などの体内蓄積量が多くなります**。

慢性腎臓病に対する食事療法基準（2014年版）

透析患者の食事摂取基準

血液透析（週3回）

エネルギー	30～35kcal/kg* **
たんぱく質	0.9～1.2 g/kg*
食塩	6 g未満***
水分	できるだけ少なく
カリウム	2,000mg以下
リン	たんぱく質（g）×15mg以下

* 体重は基本的に標準体重（BMI＝22）を用いる
** 性別、年齢、合併症、身体活動度により異なる
*** 尿量、身体活動度、体格、栄養状態、透析間体重増加を考慮して適宜調整する

文献3)より作成

適切なエネルギーの摂取

エネルギーの主な栄養素（三大栄養素）は、糖質・脂質・たんぱく質です。それぞれの比率は炭水化物（糖質＋食物繊維）50～60％、脂質20～30％、たんぱく質13～20％が推奨されています（日本人の食事摂取基準2020）。

エネルギーが不足すると、体力や免疫力の低下を起こします。低栄養の状態が続くと、身体は細胞を壊してエネルギーを産生します。そのため**細胞内のカリウムが血液中に溶け出し、高カリウム血症**になります。

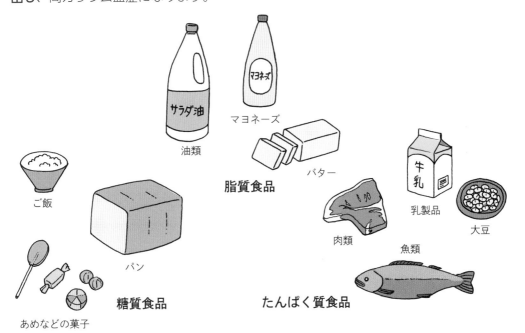

ご飯
あめなどの菓子
パン
糖質食品
サラダ油
マヨネーズ
油類
バター
脂質食品
牛乳
乳製品
大豆
肉類
魚類
たんぱく質食品

エネルギーの管理目標：30～35kcal/kg

たんぱく質の摂取

　人間の15～20％は、蛋白質でできています。たんぱく質は筋肉や臓器のほか、ホルモンや酵素など身体を作るうえで大切な栄養素です。身体は常に分解と合成を繰り返しています。たんぱく質が不足すると身体の合成が分解に追いつかず（異化亢進）、筋肉量の減少や、免疫力の低下、貧血などを引き起こします。しかし、摂取量が多すぎるとたんぱく質の代謝産物である尿毒素が体内に蓄積し、尿素窒素、リンなどの血液データが悪化して、**集中力の低下、イライラや下肢のしびれ感、かゆみ**が生じることがあります。食事療法基準を守って摂取することが大切です。

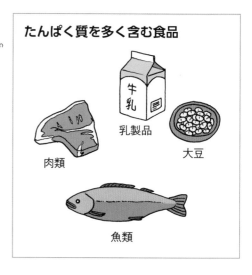

たんぱく質を多く含む食品

肉類　乳製品　大豆　魚類

たんぱく質の管理目標：0.9～1.2ｇ/kg

水分・食塩管理

　透析患者は尿量がほとんどないため、身体に入る水分量が出る水分量より多くなっています。**食塩の過剰摂取は口渇を招き、水分管理を困難にします。**

　「日本透析医学会維持血液透析ガイドライン：血液透析処方」では「最大透析間隔日の体重増加を６％未満、平均除水速度は、15mL/kg/h以下を目指す」としています。除水量が６％未満でも高齢や低栄養の患者、循環器系疾患や糖尿病のある患者では、心不全の発症リスクを増大させる危険因子を抱えているため、**体重増加をなるべく抑えなければなりません。**

水分管理の目標：できるだけ少なく（15mL/kgDW/日以下）
食塩管理の目標：６ｇ未満

POINT

水分制限のコツ

＊食塩制限をする。
＊汁物、お粥（かゆ）、麺類、鍋物、果物、アイス、ゼリー、プリンなど水分含有量の多い食品は控える。
＊１日の水分摂取状況を記録する。

食塩制限のコツ

＊調味料（醤油（しょうゆ）、ソース、みそ、ケチャップなど）は控えめにし、香辛料や酸味（お酢、レモン汁）で味を整える。
＊外食、特に中華料理や麺類は、食塩が多く使われているので控える。
＊加工食品、佃煮（つくだに）、漬物は食塩を多く含んでいるので控える。

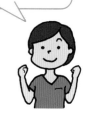

加工食品は、魚介類の練り物、干物、ハム、ソーセージ、チーズ、魚や肉の缶詰などです。

カリウム管理

　透析患者は尿が生成できないため、ほとんどのカリウムが排泄できず体内にたまってしまいます。カリウムをとりすぎると高カリウム血症となり、血清カリウム値が5.5mEq/L以上になると**不整脈**や**心停止**の危険性が高まります。食事管理では、カリウム含有量の多い食品の摂取を控え、調理方法（水にさらす、ゆでこぼすなど）により**カリウム量を減らす工夫**が必要です。栄養不良や消耗性疾患、便秘などによっても血清カリウム値は上昇するため、適切な食事管理で栄養状態を良好に保ち、食物繊維の摂取や適度な運動を心がけ、便秘を予防することも大切です。

カリウム管理の目標：1日のカリウム摂取量の目安は2,000mg以下
血清カリウム値の管理目標値：3.6～5.5mEq/L

透析患者のカリウム排泄

　カリウムの体内吸収量は1日あたり50～100mEqで、その**90～95%は尿中に排泄され**、残り5～10%は便中に排泄されます。末期腎不全では、尿からの排泄が困難になる**ため代償性に腸管内へのカリウム分泌が増加**し、便中への排泄量は25%程度です。

　1回の血液透析で除去できるカリウム量は約100mEqです。週3回透析の場合、1週間のカリウム除去量は約300mEq、1日あたり35～45mEqの除去量になります。便中排泄量が約25mEqとすると透析患者のカリウム排泄量は最大で70mEq/日（約2,700mg）になります。

　高カリウム血症の患者に、イオン交換樹脂が処方されることがあります。イオン交換樹脂には、ポリスチレンスルホン酸カルシウム（カリメート）とポリスチレンスルホン酸ナトリウム（ケイキサレート）があります。1gあたりのカリウム交換能は、ポリスチレンスルホン酸カルシウムで1.36～1.82mEq、ポリスチレンスルホン酸ナトリウムでは、2.81~3.45mEqとなります。（カリウム1g = 25.6mEq）

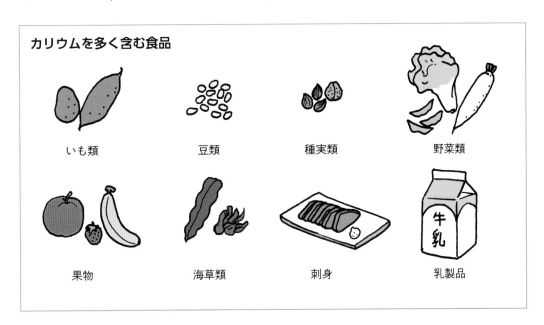

カリウムを多く含む食品

| いも類 | 豆類 | 種実類 | 野菜類 |
| 果物 | 海草類 | 刺身 | 乳製品 |

カリウムが高い患者

1日のカリウム摂取量の目安は、2,000mg以下です。食事療法基準が守られ、透析療法を受けていれば、高カリウム血症にはならないことになります。しかし、患者の多くはカリウムの高い食品は理解していますが、食品の分量に対するカリウム含有量はイメージしづらいようです。食事管理がうまくいかない患者には、**どのくらいの量を食べてもいいのか、食べ物の組み合わせをどう考えたらいいのか**説明することも必要です。

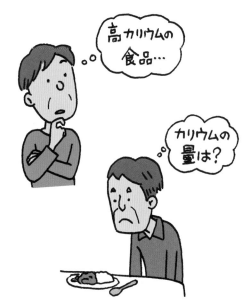

カリウムが多い場合、以下のような症状が起こります。

- 嘔気（おうき）
- 手足のしびれ
- 舌のしびれ
- 腰から下の力が抜けるような感じ
- 動悸・不整脈
- 心停止

POINT

カリウム制限のコツ

* ゆでると食品中のカリウムが水分とともに抜けるため、カリウム量を減らすことができます。食品から出た水分はとらないようにします。電子レンジで加熱した場合、カリウムはそのままなので、ゆでることが大切です。
* 生野菜は千切りにし、30分以上水にさらします。
* 野菜や豆類は一度ゆでこぼしてから調理します。ゆで汁はカリウムが多く含まれているので使用しないように助言します。
* 果物は、生より缶詰のほうがカリウムは少なくなっています。ただし、シロップにはカリウムが多く含まれているので飲まないようにします。

リン管理

　リンとカルシウム（Ca）は、骨の病気や石灰化の原因となるため**バランスを一定に保たなければなりません。**リンが高くなるとPTH（⇒P102）が上昇し、カルシウムは低くなることがあります。リンとカルシウムのバランスが崩れた状態が長い間続くと、骨がもろくなり骨折しやすくなります。また骨から抜け出したカルシウムが骨以外の部位（血管壁・弁、関節周囲、眼結膜、心筋、肺など）に**石灰化**（異所性石灰化）を生じ、動脈硬化や関節痛、かゆみなどを起こします。

> リン管理の目標：1日のリン摂取量の目安はたんぱく質（g）×15mg以下
> 血清リン値の管理目標値：3.5〜6.0mEq/L

透析患者のリン排泄

　高リン血症は骨・ミネラル代謝異常をきたし、骨病変だけでなく**心血管系疾患の原因**になります。透析療法では、通常4時間の透析で除去されるリンは約800〜1,000mgになります。

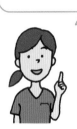

腸管リン吸収率を60%として計算すると、血液透析患者で570〜720mg/日がリン摂取量の限界になります。許容を超えて摂取されたリンは、内服薬で除去しなければなりません。

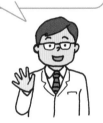

薬物療法では、リン吸着薬の内服により消化管内のリンを吸着し、腸管からの吸収を抑え便中に排泄します。リン吸着薬は内服のタイミングなど内服方法で吸着率が変化するので、それぞれの特性に合った内服方法を守ることが大切です。

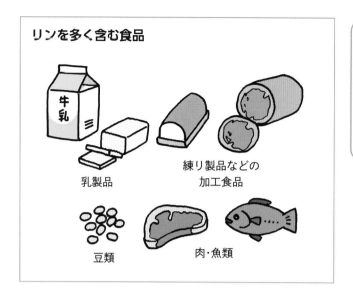

リンを多く含む食品

乳製品

練り製品などの
加工食品

豆類

肉・魚類

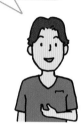

練り製品などの加工食品には、食品添加物として無機リンが含まれています。無機リンは吸収が良いため、リン摂取量を抑えるにはこれらの食品を避けるよう伝えましょう。

リンが高い患者

高リン血症の原因には以下のようなものがあります。

- たんぱく質の過剰摂取
- リン含有量の多い食品やリンを含む食品添加物を使用した食品の摂取
- 低い透析効率、特に短い透析時間
- 服薬アドヒアランスの不良

リン制限はたんぱく質の摂取制限につながり低栄養状態を招くことがあるため、食事療法基準を守るようにします。**透析効率が悪いと、十分にリンが除去されていないことがあ**ります。このような場合は、同じような食事内容でも、透析効率が良好な患者より透析前の血清リン値は高値になります。また、骨・ミネラル代謝異常治療薬（リン吸着薬、活性型ビタミンD剤、カルシウム感受性受容体作動薬）の変更や飲み忘れでも血清リン値の上昇を招くことがあります。

患者はいつも通りにセルフマネジメントを行っていても、血清リン、血清カルシウム、副甲状腺刺激ホルモンなどが異常値を示すことがあります。これはセルフマネジメントがうまくいっていないのではなく、**薬が影響している**ことを説明し、**自己効力感が低下しないよう支援します**。患者の食事管理を見直す前に、効率の良い透析療法が行われているか、効果的な薬物療法がされているか確認します。患者に不要な制限をさせないよう注意しましょう。

> **POINT**
>
> リンは、たんぱく質1gに約15mg含まれています。リンの摂取制限はたんぱく質の摂取制限にもなり、栄養状態に影響します。リン管理では、透析効率を良好に維持し効果的な薬物療法を行ったうえで、たんぱく質の栄養指示量を守り、中食や加工食品の利用を控えるようにしましょう。

服薬管理

　透析患者の服薬管理の特徴は、透析合併症関連の治療薬に加え、ほかの診療科からの処方薬もあり、服用量が多く服用方法も複雑になっていることです。特に降圧薬や昇圧薬は、透析日と非透析日で服用量や服用方法が異なることがあります。また、リン吸着薬は、種類によって服用方法が異なり、食事によって服用量を自己調整することがあります。服薬管理が良好に行われていないと、治療効果が得られなかったり副作用が生じたりします。

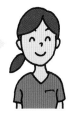

ノンコンプライアンスの原因

- 飲み忘れる
- 服薬の必要性や方法を理解していない
- 副作用の経験がある
- 副作用や依存を恐れている
- 薬の効果を信じていない
- 病識がない、症状がないため必要ないと判断する
- 服用しにくい(味、におい、大きさ、量、時間帯、飲水による体重増加の不安)
- 服薬管理ができない障害がある(認知症、手指の機能障害、嚥下障害)

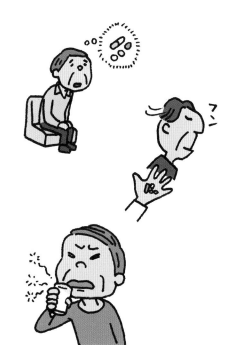

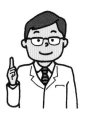

上記のほかに、「薬の効果を期待して増量する」ということもノンコンプライアンスの原因になります。

服薬管理の改善に必要な情報

　薬が飲めない患者や薬を飲まない患者にはそれなりの事情があります。なぜ服薬管理がうまくいかないのか、その**背景要因をしっかりアセスメントする**必要があります。服薬管理の改善には、患者の生活時間、患者が置かれている環境、薬に対する思い、管理能力について情報を得ることが必要です。

生活時間

- 食事時間・回数・摂取量
- 起床・就寝時間
- 就業時間
- 余暇活動
- 介護福祉サービス
- 透析・他科通院

環　境

- 家族構成(独居・老々介護)
- 薬の管理者・介助者
- 職業・労働状況
- 食事環境

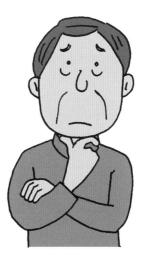

薬剤の印象

- 効果に対する期待・不信感
- 副作用や依存性の心配
- 飲みにくさ
- 服用回数・時間帯の不満
- 服用量の不満

管理能力

- 疾患の理解
- 服薬治療の理解・意思決定協力
- 用法・用量・効能・効果・副作用・相互作用の理解
- 指示の誤解
- 物理的な障害

一般に１日の食事回数は３食ですが、２食の人もいます。特に透析患者は、透析日は忙しいため朝食を食べないで来院したり、午後に透析が終了する患者は、昼食を摂取しなかったりすることがあります。

　透析患者の多くが高齢者であり、独居や老々介護が多くなっています。服薬管理を自分でできる状態なのか、服薬管理をしてくれる家族がいるのか、**薬の管理者や介助者についても確認**します。

　薬の副作用や飲みにくさで、服薬管理が不良になってしまう患者もいるため、**処方されている薬について不満がないか**聞いてみます。残薬チェックも重要です。残りの多い薬がなぜ服用できないのかを知る手がかりになります。

　管理能力については、医療者が患者に、疾患とその治療法、薬物療法の必要性について十分な説明をしていたかが重要になります。服薬治療の意思決定と治療の協力が得られているか、服薬指示内容に誤解はないか確認します。

　高齢患者では、**物理的な障害**によって、服薬管理ができないことがあります。日常の生活には支障がなくても、薬の種類や飲み方が覚えられないことや処方薬があることを忘れてしまっていることがあります。身体的機能障害で服薬管理ができない患者もいるため、**患者が服薬する様子を実際に観察**します。

以下のような点を観察しましょう。
- 一人で服薬できているか
- 薬袋に書かれている文字や薬の見分けができているか
- 薬の入った包装が破けなかったり、シートから取り出せなかったりしていないか
- 薬を口に入れられるか、むせたりしていないか

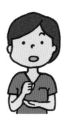

薬を飲めない患者には改善策を

　服薬管理を改善するには、**服薬管理を簡素化**します。服用しやすいように患者の生活時間に合った服用時間の設定、１回服用量を一包化調剤にする、服薬回数や服用量の減量が可能か、といったことを医師に相談します。手元に多くの薬があると混乱しやすいため、定期的に残薬を確認し、残薬があるときは回収します。また、処方日数を短期間にすることや、服用時間をわかりやすくするためにお薬カレンダーやお薬ケース（⇒P183）を利用することも有用です。服用しづらい場合は、服用しやすい剤形に変更したり、薬が取り出しやすいようにパッケージを工夫したりします。介助が必要な場合は、家族への協力や服用確認のための訪問サービスなど、社会的資源を活用することも必要です。

透析患者の運動療法

透析患者の高齢化が進み、サルコペニア・フレイルを合併する患者が増えています。骨格筋量を維持して運動機能の低下を予防するには、十分な栄養と適度な運動療法が重要になります。

透析患者における運動療法は歩行機能を維持し、身体的QOLの改善効果があるといわれており、透析効率の改善や心血管疾患の予防も期待されています。

◆ 運動の例

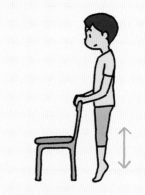

踵（かかと）上げ運動

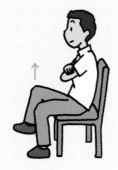

もも上げ運動

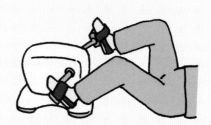

エルゴメーターを使用した運動

レジスタンス運動（10～15分）：チューブを使った下肢の運動、椅子に座って足踏み運動など
有酸素運動：散歩（20分以上または4,000歩以上を週2回以上）、ベッド上でエルゴメーター（10～30分）など

参考文献 1)日本透析医学会：日本透析医学会維持血液透析ガイドライン：血液透析処方.日本透析医学会雑誌、46巻718号、2013年、606. 2)松岡由美子、透析療法合同専門委員会企画編：血液浄化療法ハンドブック2021. 協同医書出版、2021年、403-406. 3)日本透析医学会：慢性透析患者の食事療法基準. 日本透析医学会雑誌、47巻5号、2014年、287.

Part
8

透析患者のサポート

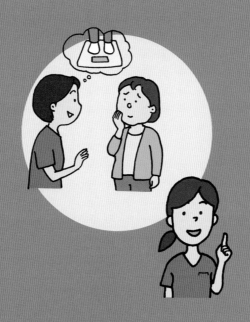

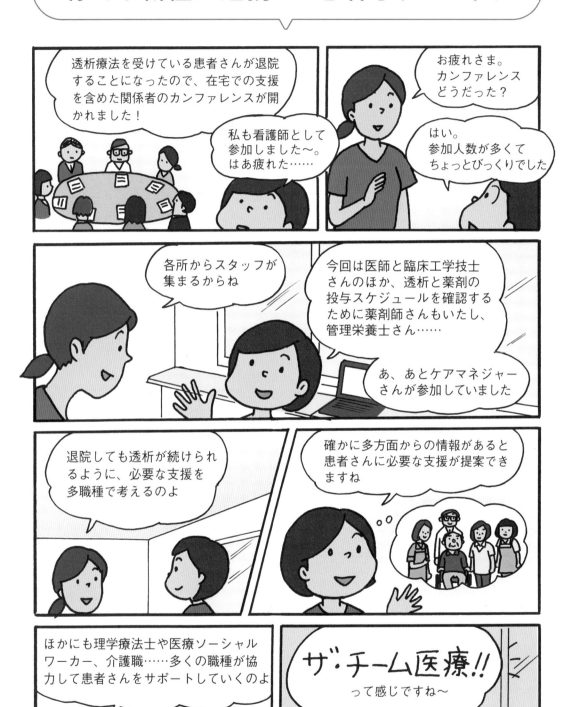

心のケア

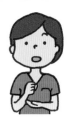

　透析患者は、生涯にわたって透析療法を受け続けなければなりません。透析療法は腎臓の機能の一部しか代行することができないため、薬物療法と食事療法も必要になります。透析を受けるための時間的な拘束に加え、服薬管理と食事管理の継続で、制限を強いられた生活を続けています。

　透析療法が順調にいき、体調を取り戻すことができると、**社会復帰や家庭復帰も可能に**なります。また、自己管理が身につくことで、その負担も軽減し生活の質も向上してきます。しかし、自分なりの透析生活が送れていても、長い透析生活では合併症の発症やシャントトラブルなどが発生したり、うまくいっていた自己管理が急にできなくなったりすることがあります。また、仕事が順調にいくほど透析とのバランスが取りづらくなったり、**家族や社会環境の変化が患者の病状や自己管理に影響を及ぼす**こともあります。

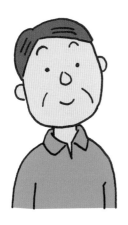
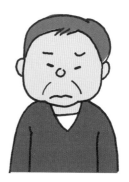

長い透析生活の中で、
患者の状態や感情は
揺れ動いている

透析生活が順調な状態	透析生活が不調な状態
●透析療法が順調	●シャントトラブルや合併症の発現
●シャントや服薬、食事など自己管理が問題なくできる	●自己管理のつまずき
●透析を受けながら自分なりの生活が確立	●病気や透析療法への不安 （⇒P179）
●仕事や日常生活に復帰し、生活の質が向上	●仕事と透析の両立が難しくなる
●自身が「良い」と思える状態にある	●周辺環境の変化が影響

透析生活が揺らぐとき

- 透析治療中にトラブルがあった（⇒P108）
- 生命の危険を感じた
- 環境に適応できなくなった
- 役割が果たせなくなった
- 生活の質が落ちてしまった

　医療者は、揺れ動く透析生活を送っている患者が、不安や喪失感を強く感じる様々な状況に直面したときに、患者の苦悩を傾聴し共感しながら、その**原因を探究し解決に向け支援**することが必要になります。患者に対し、今何が起こっているのか、何が原因でどういう状態なのか説明し、どうすれば今より良い状態になれるか助言し、患者とともにその解決方法を考え支援を続けます。

　生体・献腎移植により、透析を離脱している患者は少なくありません。しかし、まだまだ移植を求めている患者は多くいます。医療者は、腎移植によって透析療法が不要になるまで患者が活き活きと生活できるように、安全で安寧な透析療法を提供し、不要なストレスを与えないよう良好なコミュニケーションを維持して、患者が不安の少ない生活を送り、**患者の思う「良い」状態が維持できるよう支援を続けます。**

腎移植の状況は、Part1
「腎臓病の基礎」(⇒P26)
も参考にしてください。

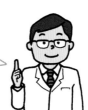

透析導入期の患者支援

尿毒症症状が少しずつ改善され、健康の回復を感じはじめる時期ですが、透析による副作用の出現やライフスタイルの変化で、様々な不安や葛藤が生じてきます。透析による時間的な拘束で、今までの生活に戻ることは難しく、社会的役割や家庭での役割が変化し、数々の喪失感を味わうことがあります。医療者は、患者の置かれている立場や環境、患者が思う生活と今の生活の誤差を知り、理想の生活に近づけるよう支援します。

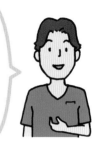

透析導入期の患者支援の特徴

計画的に透析を導入した患者は心の準備ができていることが多いですが、体調不良により受診した結果、末期腎不全の診断を受けたり、急に病状が悪化したりして緊急導入した患者は、パニックや否認の感情が大きく支配し、**状況を理解し受け入れることに時間を必要**とします。

レディネスが整わない状況での自己管理支援は非効果的であり、理解不足から失敗体験をして、**自己管理に対し消極的**になってしまうことがあります。患者のレディネスの状態を慎重に見極め、セルフケア行動が遂行できるよう支援を始めます。

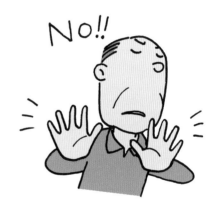

シャント管理

シャントを作製してからある程度時間がたたないと、シャントは十分に発達しません。穿刺困難や脱血不良などのトラブルを起こしやすいため、シャント運動（⇒P160）やシャント管理について支援します。

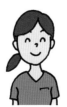

自己血管内シャントの場合、手術後14日程度で使いはじめることが多いです。（⇒P51）

179

体重管理

透析導入直後は残腎機能によって多少の尿量が保たれていますが、徐々に尿量は減少します。**尿量の減少とは逆に体液量は増加**するため、食塩と水分の摂取指示量を守り、過剰な体重増加を防ぐことが大切です。体重管理では、体重増加量、水分摂取量、尿量、むくみの程度、便秘の有無、血圧などのデータを自己管理ノートに記録して、患者が体重増加量とデータの関係性を理解し、**自己管理につながるよう支援**します。

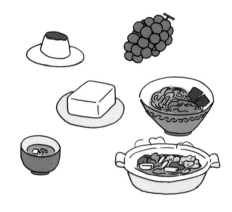

POINT

自己管理ノートに記載する項目の例
- 体重増加量
- 水分摂取量
- 尿量
- むくみの程度
- 便秘の有無
- 血圧　など

食事管理

透析導入前のたんぱく質制限は緩和され、摂取基準量は、0.9～1.2ｇ/kgBW/日（BWは体重のこと）に増量されます。「慢性腎臓病に対する食事療法基準」（⇒P165）を守り、十分なエネルギーとたんぱく質が摂取できるよう、患者の状態や生活に適した食事療法を一緒に考え支援します。

内服管理

透析を行うことで、透析導入前に内服していた球形活性炭製剤や重炭酸ナトリウムは中止または減量されます。また、透析によって体液過剰状態が是正されると高血圧症が改善されることもあり、降圧薬の調整が必要になります。患者が**内服の必要性**、**薬の作用と副作用**、**内服方法**を理解し、**服薬管理ができる**よう支援します。

家族支援

透析導入は**家族にも大きなストレス**となります。病状やこれから起こるかもしれない合併症、余命、いつまで続くかわからない食事療法など、介護生活や経済的な問題といった多くの疑問や不安を抱えています。家族にも透析療法の必要性と、患者の自己管理の重要性が理解できるよう説明します。また、家族が思いを表出できる場を作って家族の話をよく聴き、その苦労をねぎらいこれからの介護生活を支援します。

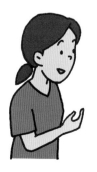
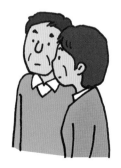

透析維持期の患者支援

透析維持期には、長期にわたる透析生活を送る中で様々な状況の変化が起こります。患者自身の変化に加え、患者を支える家族にも変化があります。その時々の患者の状況をアセスメントし、必要な支援を行いながら透析生活を支えていきます。

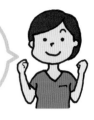

透析維持期の患者支援の特徴

患者は透析にも慣れ、自分なりの透析生活を築くことができていますが、透析が長期化することで**透析合併症の発症リスク**が大きくなり、将来の不安や死に対する恐怖を感じることがあります。年齢を重ねるにつれて、視覚、聴覚などの感覚機能や運動機能が衰え、ADLが低下して今までのような日常生活を送ることが難しくなります。

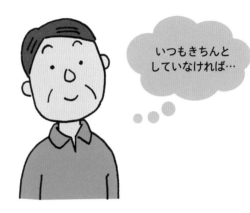

また、導入期からの自己管理でうまくいったこと、いかなかったことを体験し、自分なりの自己管理方法を身につけているものの、管理の良い患者は「いつも優等生でいなければならない」と精神的圧迫を感じ、管理の悪い患者は「周囲から劣等生に見られているのではないか」と自己嫌悪や劣等感を持ってしまい、周囲から孤立してしまうことがあります。医療者は、**患者の生活や状況を把握**し、なぜうまくいかなかったのかその理由を知り、**患者の意欲や主体性を失わないように**注意して、柔軟に支援していくことが求められます。

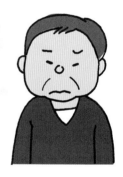

いつもきちんとしていなければ…

どうせだめな患者と思われているに違いない

シャント管理

透析が長期化すると、繰り返しの穿刺やシャント血流の影響などでシャント血管への侵襲も大きくなり、シャントトラブルが生じる危険が増します。また、長期透析合併症である異所性石灰化（⇒P169）は、シャント狭窄や閉塞の危険因子になります。シャント血流を保ち、感染症を予防して**長期間使用できる**ようにシャント管理を行います。

体重管理

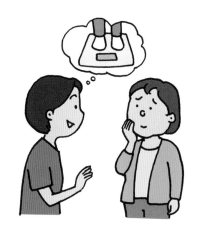

尿量が減少すると、今までと同じような体重管理では体重が増えてしまいます。体重管理では、食塩や水分の摂取量のほか、尿毒素の除去率や排便コントロール、糖尿病患者では血糖管理も重要になります。**体重増加の原因を明確にし、解決できるように支援**します。

食事管理

社会復帰を遂げ、生活が安定すると外食や調理済みのお惣菜（中食）などを利用することもあります。食塩やカリウム（K）、リン（P）の過剰摂取にならないよう献立の選び方についても説明します。

透析患者の食事管理は、栄養をとりつつもリンやカリウムを制限しなければなりません。栄養摂取制限が加わると、栄養状態を悪化させることがあります。栄養状態は、心血管系合併症や感染症の発症に関与するため、「慢性腎臓病に対する食事療法基準」に従い、**患者がセルフマネジメントできるように支援**します。

内服管理

降圧薬や長期透析合併症治療薬のほか、他科からの処方薬もあり内服薬が多種多様になっています（⇒P171）。他施設からの処方薬がある場合は、重複していないかお薬手帳などで確認し、過剰投与にならないように注意します。**服薬コンプライアンスからアドヒアランスに向けた支援**が必要になります。

> コンプライアンスは、医療者が決定した服薬方法を患者が守ることを意味します。アドヒアランスはさらに発展して、患者自身が必要性を十分に理解、納得し積極的に服薬の管理をしていくことです。

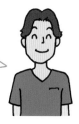

家族支援

継続する日常生活の支援で家族の不安や負担も続いています。患者を通し、家族の状況を確認します。定期的に連絡を取り合う関係を築き、患者に対する家族の不安や抱えている問題を解決できるよう支援します。

服薬の工夫

合併症や別の疾患治療のために処方された薬なども合わせると、透析患者の内服薬が十数種類におよぶことは珍しくありません。また、時間帯によって内服する薬の種類や量が異なることもあります。そのため、気をつけていても飲むべき薬を飲み忘れてしまったり、間違えて多く飲んでしまったりするトラブルが起こることがあります。こうしたトラブルを回避することと、患者自身がどのような薬をどのように飲んでいるのか常に意識して服薬管理を行っていくためには、お薬手帳やお薬カレンダー、お薬ケースが役に立ちます。

お薬手帳は、施設で用意しているもの、市販されているもの、自作のものなど多くの種類があります。いずれも処方された薬の適切な情報共有に役立ちます。

お薬カレンダーやお薬ケースは、処方薬を曜日と時間帯ごとに1回分ずつ小分けにして収納します。そのとき飲む薬がすぐにわかり、また飲み忘れたときはいつの分を飲み忘れたかが一目でわかるため、残薬チェックにも使えます。

透析手帳や自己管理ノートなどに服薬の記録をつけることもあります。お薬カレンダーやお薬ケースを使いながら、飲んだときに印をつけるなどしてあとから振り返ることができるようにします。

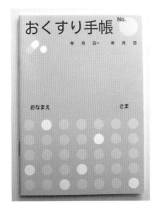

お薬手帳

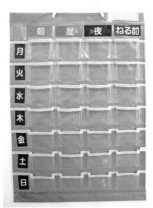

お薬カレンダー

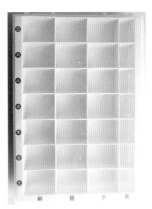

お薬ケース

療養生活を続けるための支援

　高齢化や合併症によりADLが低下し、日常生活や自己管理が困難になった場合は、家族など介護者に協力が得られるか相談します。また、介護の負担が大きいため、介護保険制度での訪問介護や訪問看護などの**居宅サービス**や、**地域ボランティアによる生活・介護支援**に関する情報を提供し、活用できるように支援します。

自力での通院が困難になった場合

　通院介助が可能か家族など介護者に相談します。介助が難しいようであれば介護保険制度を利用し、**居宅サービスでの通院介護の利用**を検討します。透析施設によっては送迎サービスを行っている施設もあるので、送迎可能な施設への転院も考慮します。

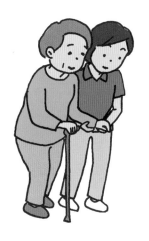

POINT

透析施設に通うために送迎車や公共交通機関の乗降場へ移動するときや乗り降り、気分の確認、受診等の手続きなどの介助は、居宅サービスのひとつである訪問介護の「通院・外出介助」に含まれます。

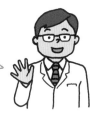

送迎の利用については、今まで行っていた施設でも感染症対策などで新しい規定ができている場合があります（⇒P193）。最新情報を確認しましょう。

介護者の高齢化や死別などで、介護が困難になった場合

　介護保険制度の施設サービス（特別養護老人ホーム・介護老人保健施設・介護療養型医療施設）への入所や有料老人ホームへの入所を相談します。入所後も通院透析が必要な場合は、**介護施設と連携**しながら患者の療養生活を支援します。

終末期の患者支援

終末期は、問題を解決するのではなく、良くするという目標に向けて支援することが重要です。医療と福祉が同じ目標を持って患者と家族を支えます。周囲のサポート体制を整え、多職種と連携・協働することも必要になります。

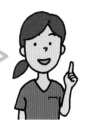

終末期の患者支援の特徴

シャント管理

心機能の低下によりシャント血流は減少し、**シャント音は微弱になりスリルも低下**します。透析時に脱血不良や止血不良、血栓の形成、シャント感染などが起こりやすくなるため、清潔操作での穿刺と止血を徹底します。

体重管理

食事摂取量や飲水量が減少し、**体重があまり増えなくなります**。ドライウェイトより体重が減り脱水症になったり、体重減少でドライウェイトが上方設定となり、体液過剰になることもあります。心胸比や血圧の変化、浮腫の有無、皮膚のツルゴール（張り）低下はないか観察し、毎回透析時の目標体重を設定します。

食事管理

食事摂取量が減り、**低アルブミン血症**や**低カリウム血症**、**低リン血症**になりやすく、飲水量も減ってくるため**脱水症**も起こしやすくなります。患者のし好を取り入れた献立や水分量の多い間食など、食べたいものを食べられるときに摂取するようにします。咀嚼・嚥下機能も低下するため誤飲に注意します。

内服管理

嚥下機能の低下など物理的な障害がある場合には、患者が**扱いやすく飲みやすい剤形**にします。注射への変更、服用回数や服用量の減量、水薬あるいは貼布薬など服用しやすい剤形への変更を医師に相談します。

家族支援

最期のときが近づくと、家族の誰かが透析をしないという決断をしなくてはなりません。「あのとき透析をやめなければ、もっとしてやれることがあったのではないか」と後悔し、思い悩む家族もいます。患者の死を受け止められるよう、**これまでの家族の介護を支持し肯定します**。家族がそれを乗り越え、安穏に過ごすことができるよう支援します。

社会保障・福祉制度

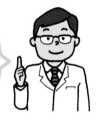

透析医療を受けるには、高額な医療費が必要になります。医療保険・医療費助成制度など社会保障制度を活用すると医療費の自己負担金が助成されることを、患者に伝えられるようにしておきます。また、社会福祉制度を利用すると、生活の援助など福祉サービスを受けることができます。

透析患者に関係する医療保険制度

透析患者の1カ月の平均医療費は、約30万～40万円になります。

長期にわたる透析生活において、透析患者が負担することは難しいため、医療保険制度や医療費助成制度など**社会保障制度**を活用します。

◆ 透析患者1人あたりの1カ月の医療費

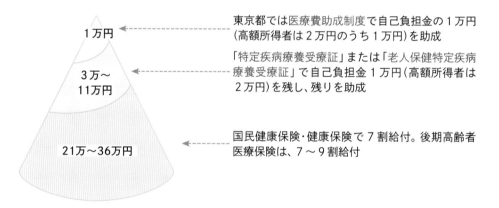

1万円 ← 東京都では医療費助成制度で自己負担金の1万円（高額所得者は2万円のうち1万円）を助成

3万～11万円 ← 「特定疾病療養受療証」または「老人保健特定疾病療養受療証」で自己負担金1万円（高額所得者は2万円）を残し、残りを助成

21万～36万円 ← 国民健康保険・健康保険で7割給付。後期高齢者医療保険は、7～9割給付

国民健康保険・健康保険・後期高齢者医療制度

加入している医療保険制度（国民健康保険・健康保険）から、医療費の7割が給付されます。

後期高齢者医療制度に加入している場合は、原則1割負担ですが、現役並みの所得者は3割負担になります。負担額1割または3割を引いた額の1割を保険料で、残り9割のうち、5割を公費、4割を医療保険からの支援金でまかないます。

特定疾病療養受療証（国民健康保険・健康保険に加入）
老人保健特定疾病療養受療証（後期高齢者医療制度に加入）
　自己負担額1万円（高額所得者は2万円）を残し、残りの医療費が給付されます。

◈「特定疾病療養受療証」の交付手続き

健康保険窓口で特定疾病療養受療証交付申請書をもらう	➡	医師に特定疾病療養受療証交付申請書を記入してもらう	➡	健康保険窓口に特定疾病療養受療証交付申請書を提出する	➡	「特定疾病療養受療証」または「老人保健特定疾病療養受療証」が交付される

医療費助成制度
　東京都の場合、医療費補助制度により自己負担の1万円が助成され、医療費の負担はなくなります。ただし、高額所得者は自己負担2万円のうち1万円が助成されるので、1万円の負担になります。
　東京都以外では**重度心身障害者（児）医療費の助成制度**により医療費が助成されます。

◈「医療費助成制度」の交付手続き（東京都）

各市区町村窓口で難病医療費助成申請書兼同意書をもらう	➡	住民票、健康保険証または後期高齢者医療被保険者証と、特定疾病療養受療証の写しを用意する	➡	各市区町村窓口に難病医療費助成申請書兼同意書、住民票、健康保険証または後期高齢者医療被保険者証と、特定疾病療養受療証の写しを提出する	➡	「特定疾病医療費助成制度医療券」が交付される

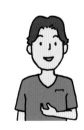

187

身体障害者手帳

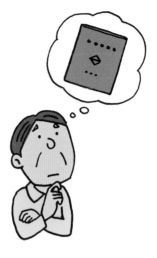

　身体障害者福祉法によって規定されたもので、各種社会福祉制度を利用するうえで必要になる証明書です。

　じん臓機能障害は、1級・3級・4級の**3段階**に区分されています。

　患者の居住地の各市区町村の障害福祉課で手続きをします。

◆ **身体障害者手帳の取得で受けられる福祉サービス**

医療費の助成（国民健康保険・健康保険・後期高齢者医療制度の自己負担額の軽減）	所得税・地方税・相続税の控除
自動車税・自動車取得税の減免	福祉機器（車椅子、杖、補装靴など）の交付
有料道路通行料の割引	ＪＲ・私鉄各社・バス・航空会社等の旅客運賃、タクシー料金の割引
都道府県立施設・博物館・動物園などの公共施設の入場料が免除または割引	その他、各自治体独自の福祉サービス

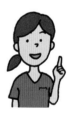

受けられる福祉サービスは自治体や障害の程度により異なるため、必ず確認をするよう患者に伝えます。

障害年金制度

　障害年金は、病気や障害で日常生活や就労が困難になったときに支給されます。加入している年金の事業所で手続きをします。

　受給にあたっては条件があります。

参考文献　松岡由美子、透析療法合同専門委員会企画編：血液浄化療法ハンドブック2021. 協同医書出版、2021年、403-406.

透析室内の環境整備

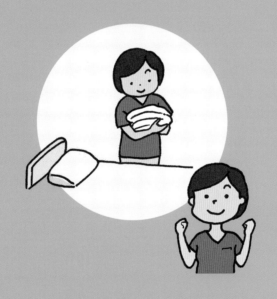

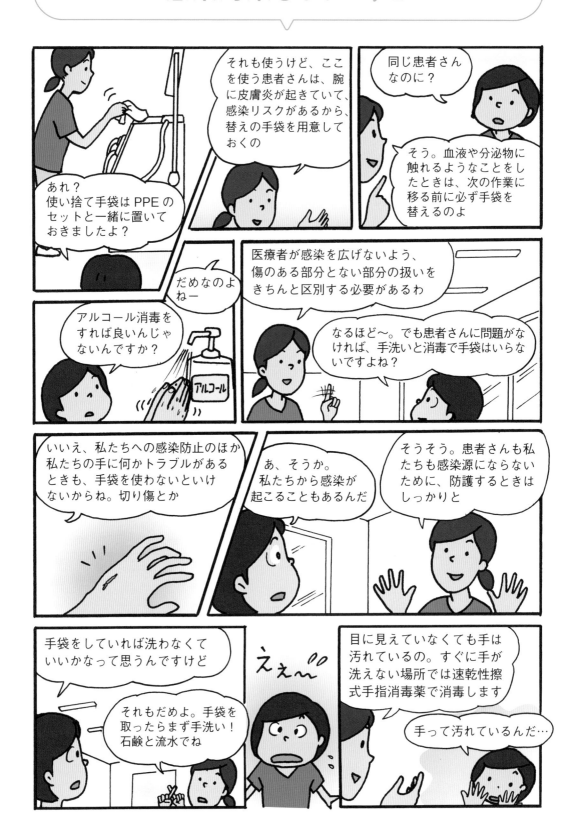

感染対策

外的要因と内的要因により透析患者は感染症になりやすいです。外的要因に関しては、感染対策が重要になります。Part 6で述べた感染症を防ぐことが透析患者において重要です。また現在、透析施設でCOVID-19のクラスターを発生させないために、医療者は適切に対応することが求められます。

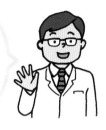

透析患者は感染症にかかりやすい

透析患者では、感染症による死亡が年々増加傾向にあり、2019年の透析患者の**死亡原因2位**は感染症で全体の**21.5%**を占めています。透析患者が感染症になりやすい原因として、透析環境の特殊性（**外的要因**）と透析患者の免疫低下（**内的要因**）に区別されます。

外的要因

- 同一の大部屋でベッドや透析機器類、その他空間を共有
- 基幹病院では入院患者と外来通院患者が混在
- 透析室への病原体の持ち込みや伝播（でんぱ）

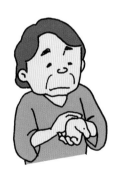

内的要因

- 透析患者は一般に栄養状態不良
- 透析患者は免疫機能低下
- 糖尿病合併患者や、高齢患者が多い
- バスキュラーアクセスの穿刺（せんし）時、回収時に病原体の体内侵入リスク

平時の透析施設における感染対策

「透析施設における標準的な透析操作と感染予防に関するガイドライン」（日本透析医会）に対応策が具体的に示されています。

平時の透析室で医療者に推奨される個人防護具（PPE）

手技の前は石鹸と流水による手洗いまたは速乾性手指消毒液による**手指衛生**を行い、使い捨ての手袋、ガウンまたはプラスチックエプロン、サージカルマスク、ゴーグルあるいはフェイスシールドを着用します。

◆ 平時の透析室でのPPE

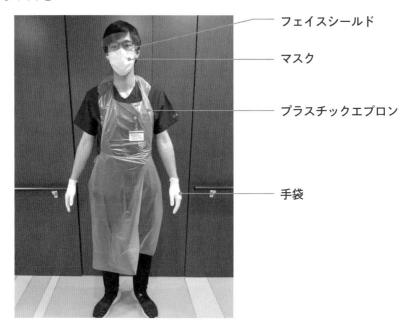

- フェイスシールド
- マスク
- プラスチックエプロン
- 手袋

平時に推奨される透析室での環境衛生

リネン（シーツ、枕カバー、毛布カバー）は患者ごとに交換します。透析装置外装やベッド柵、オーバーテーブルは透析終了ごとに、聴診器や体温計、血圧計カフは使用後に毎回清拭します。透析室での器具の清掃および消毒は**0.05〜0.1%次亜塩素酸ナトリウム、ペルオキソ一硫酸水素カリウム配合剤、アルコール系消毒薬**のいずれかで行います。鉗子やトレイなどは使用ごとに熱水消毒（80度10分）または、洗浄剤を用いて十分な予備洗浄を行い、0.1%次亜塩素酸ナトリウムに30分浸漬後、十分に水洗いをします。

POINT

次亜塩素酸ナトリウムは金属を腐食することがあるため、グルタラール（化学的滅菌剤）を使用している施設も多くあります。グルタラールには消毒する物品の材質を傷めにくいという特徴があります。

◆ 鉗子・トレイなどの洗浄手順

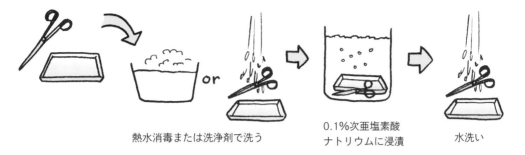

熱水消毒または洗浄剤で洗う　　0.1%次亜塩素酸
ナトリウムに浸漬　　水洗い

COVID-19に対する透析施設での感染対策

患者への対応
- 常にマスク着用、手指衛生を徹底
- 毎日体温測定と健康状態把握を指示
- 発熱など感冒症状がある患者は、**送迎バスを利用しない**（施設に連絡し、指示を仰ぐ）
- 患者待合室などで、患者同士の接触を避ける
- 待合室や食堂、透析室での飲食は控えてもらう
- デイサービスなどの介護事業の利用を可能な範囲で控える
- 新幹線などの長距離の旅行や帰省などの移動を控えてもらう

医療者の対応
- 常にマスク着用、手指衛生の徹底
- 毎日体温測定と健康状態把握を指示
- 院内でも院外でも感染予防に努める
- パソコンなど共有するものは、定期的に消毒
- 食事でマスクを外す際は、他者と距離を保ち、会話を控える
- 発熱など体調不良があれば出勤停止

発熱患者来院時の対応
　透析患者が感冒症状を生じた際の対応例をフローチャートにまとめました。
　通院透析患者には、感冒症状などがあるときは**施設来院前に電話連絡をする**よう伝えることが重要です。

◆ 通院透析患者の感冒症状発生時
　　フローチャート（例）

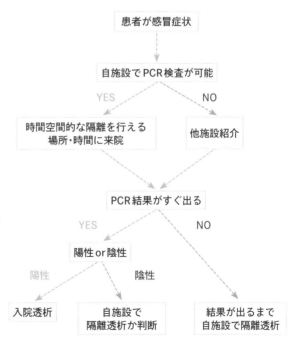

COVID-19（疑い）患者の透析対応

- 標準予防策に加えて、**飛沫感染**と**接触感染**の予防策を徹底する
- 透析は**個室隔離**を推奨、不可能な場合は、**空間的隔離**か**時間的隔離**により対応する
- 医師やスタッフは適切なPPE（**使い捨てガウン、サージカルマスク、ゴーグルまたはフェイスシールド、使い捨て手袋**）を着用して透析の開始や終了の手技を行う。
- 吸引やネブライザー療法、NPPV（非侵襲的陽圧換気）装着などエアロゾルが発生しやすい場合は**N95マスク着用**が推奨される
- 使用したPPEは感染エリアを出る前に専用の感染物入れを用意して、感染性廃棄物として廃棄する

◆ 空間的な隔離
飛沫距離を考慮して患者間の距離を取ります。

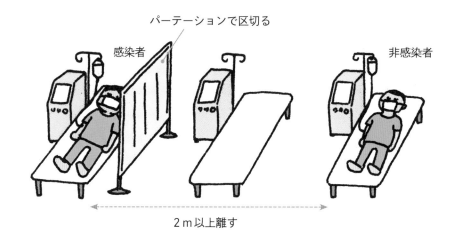

◆ 時間的な隔離
感染者と非感染者の滞在時間をずらします。

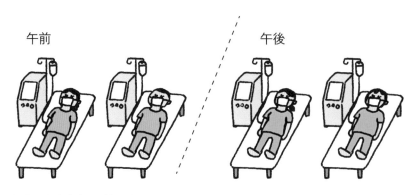

午前は非感染者の透析を行う　　　　　午後は感染者の透析を行う

文献1)を参考に作成

194

着用

シールチェック
（マスクから空気が
漏れていないか確認）

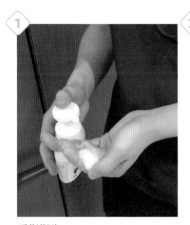

① 手指衛生

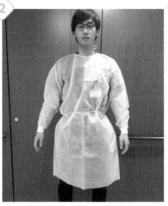

② ガウンを着用

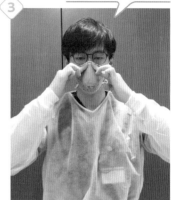

③ N95マスク着用
エアロゾルが出ない通常手技で
は省略可

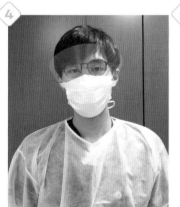

④ マスク、フェイスシールド着用

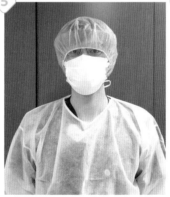

⑤ キャップの着用
フェイスシールドはキャップの
中に入れる

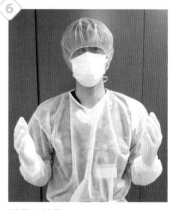

⑥ 手袋の着用

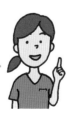

エアロゾル発生手技は、気管挿管、
NPPV、気管切開、心肺蘇生、用
手換気、気管支鏡の使用、ネブ
ライザー療法、気管吸引、誘発採
痰などです。

Part
9

透析室内の環境整備　感染対策

脱衣

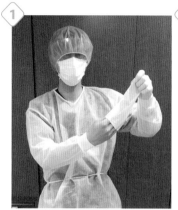

手袋を外す

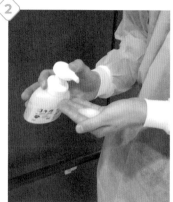

手指衛生

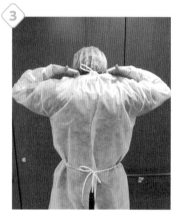

ガウンの脱衣 - 1
内側から首ひもをちぎる

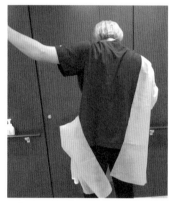

ガウンの脱衣 - 2
ガウンから腕を抜く

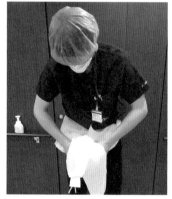

ガウンの脱衣 - 3
内側からガウンを丸め、腰ひも
をちぎって外す

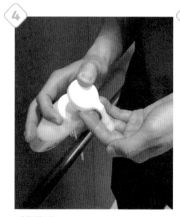

手指衛生

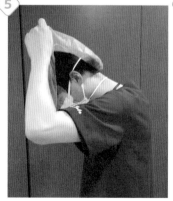

キャップを外す

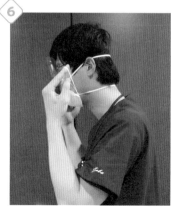

マスク、フェイスシールドを外す

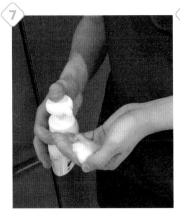
⑦ 手指衛生

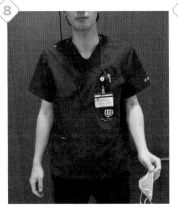
⑧ 前室へ移動しN95マスクを外す

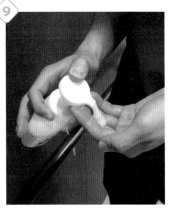
⑨ 手指衛生

POINT

N95マスクを外すのは病室を出たタイミングです。N95マスク以外は前室がある場合は前室で、前室がない場合は患者との間隔を2m以上確保し、病室で脱衣をしてから退室します。

透析終了後の環境整備

- リネン（シーツ・枕カバー・毛布カバーなど）は**患者ごとに交換**
- 聴診器や体温計、血圧計カフは**感染患者専用**とする
- ベッド柵やオーバーテーブル、透析装置外装は**透析終了ごとに清掃および消毒**（0.1%次亜塩素酸ナトリウム、ペルオキソ一硫酸水素カリウム配合剤、アルコール系消毒薬）をする
- 鉗子やトレイなどは使用ごとに、熱水消毒または洗浄剤を用いて**予備洗浄**を行い、**0.1%次亜塩素酸ナトリウム**に30分間浸漬後、十分に**水洗い**する

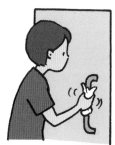

- **手すり、ドアノブ、更衣トレイ**などを清拭する
- 透析終了後は十分な**換気**を行う

消毒方法の一覧

透析室で平時より推奨されている感染対策がCOVID-19感染対策につながるため、日頃から**感染対策を遵守**することが重要です。

◆ Spaulding の分類に基づく透析室の器具・環境表面の処理方法

器具分類	使用目的	器具例		消毒水準	処理法
クリティカル器具	無菌組織や血管系に挿入するもの〈感染リスク高い〉	穿刺針、ダイアライザ、血液回路、ドレッシング材、手術用具、滅菌済み使い捨て製品購入		洗浄＋滅菌	高圧蒸気滅菌・プラズマ滅菌・EOG滅菌
					化学的滅菌剤（グルタラール10時間浸漬）
セミクリティカル器具	正常な粘膜、体液または傷のある皮膚に接触するもの〈感染リスク中等度〉	呼吸器療法器具 軟性内視鏡 麻酔器具 気管内挿管チューブ		洗浄＋高水準消毒	熱水消毒（ウオッシャーディスインフェクター）
					グルタラール、フタラール、過酢酸
					高濃度（0.1%以上）の次亜塩素酸ナトリウム30分浸漬
		直腸・口腔体温計 ネブライザー関連器具		洗浄＋中水準消毒	0.01%次亜塩素酸ナトリウム1時間浸漬 アルコール系消毒薬
ノンクリティカル器具		血圧のカフ、聴診器、体温計、鉗子、トレイ、ベッドパン、のう盆		洗浄＋中水準消毒	熱水消毒（ウオッシャーディスインフェクター、ベッドパンウオッシャー） 0.1%次亜塩素酸ナトリウム30分浸漬 ペルオキソ一硫酸水素カリウム配合剤による清拭 アルコール系消毒薬による清拭
ノンクリティカル環境表面	無傷な皮膚に接触するもの。ただし、粘膜には接触しない 通常は〈感染リスク低い〉 透析室では血液媒介ウイルス（HBV・HCV）への対応が重要	〈透析ベッド周辺〉 透析用監視装置外装、ベッド柵、オーバーテーブル、椅子		洗浄＋中水準消毒	0.05〜0.1%次亜塩素酸ナトリウムによる清拭 ペルオキソ一硫酸水素カリウム配合剤による清拭 アルコール系消毒薬による清拭
		〈手指高頻度接触面〉 体重計の手すり、患者控室の椅子、車椅子、ドアノブ、エレベーター階数ボタン		洗浄・清拭〈適宜〉中水準 低水準 消毒	洗剤による1回／日以上の湿式清拭が基本 リスクの程度に応じて低水準消毒、アルコール消毒
		手指低頻度接触面	〈水平面〉床、敷居	洗浄・清掃 消毒なし	定期清掃・汚染時清拭
			〈垂直面〉壁、ブラインド、カーテン	洗浄・清掃 消毒なし	汚染時清掃・清拭

文献3）より引用

参考文献 1）秋澤忠男、秋葉隆、菊池勘：新型コロナウイルス感染症に対する透析施設での対応について（第4報改訂版）〜まん延期における透析施設での具体的な感染対策〜　2）一般社団法人　日本環境感染学会：医療機関における新型コロナウイルス感染症への対応ガイド第2版改定（Ver2.1）　3）HIV感染患者透析医療ガイド改訂版策定グループ：HIV感染透析患者医療ガイド 改訂版 2019. 厚労省エイズ対策政策研究事業, HIV感染症の医療体制の整備に関する研究班：20, 2019.

災害対策

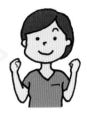

透析医療は、水道や電気などのライフラインが停止した場合に治療の継続が困難となる、災害に弱い医療です。そのため日頃から災害を想定した準備が必要であり、災害時の混乱した状況の中でも落ち着いた行動が取れるよう、日常行っている透析操作を災害対策に取り入れることが大切です。

院内に災害対策を周知するためには災害訓練や勉強会を繰り返し行うとともに、公的に発行されている災害時透析マニュアルをもとにして、施設の規模や地域の実状などを考慮した**施設ごとの災害対策マニュアルを作成**することが望まれます。

また、透析患者にとっては、災害時に継続して透析医療を受けることができるかどうかが大きな問題となります。透析を行っていないときでも施設と患者との間で連絡が取れるよう、情報伝達ツールを整え、その手段と方法を患者や患者家族に伝えておく必要があります。しかし、災害時は自分の身の安全は自ら守る"自助努力"が大事になるため、日頃から災害に備えて準備をしておくよう患者教育を行うことも大切です。

災害はいつ発生するかわかりません。きたるべきときに備えてスタッフ、患者双方で**災害に対する意識を高める**ことが必要です。

緊急離脱

地震による建物の倒壊や火災の発生、また水害などにより建物外への速やかな避難が求められる場合、返血を行わずに患者と血液回路を離断させる**緊急離脱**を行います。

以前は血液回路をはさみで切断する切断法が主流でしたが、災害時の混乱した状況の中で日常ではあり得ない回路切断という操作を行うことに無理があるため、現在では逆止弁付き安全針を用いた**留置針確保法**が主流になりつつあります。逆流防止弁付き安全針を使用しない場合は、クランピングチューブ (⇒P60) に鉗子をかけ、穿刺針にメスルアーキャップをはめる**キャップ法**や、止血ガーゼなどを当てて抜針し、ベルトで固定する**ベルト固定圧迫法**などを用いますが、いずれの場合も出血の危険性を考慮しなくてはなりません。

緊急離脱で血液を多量に破棄すると、患者の貧血の進行や全身状態の悪化につながる可能性があります。そのため、速やかな避難が必要でない限り**通常返血を第1選択とすることを推奨**します。

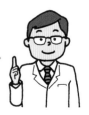

緊急離脱は回路内血液を破棄することを前提としているため、使用するシャントコネクタを必ずしも清潔に保管する必要はありません。

逆流防止弁付き安全針を用いた留置針確保法での緊急離脱の例です。

◆ **必要物品**

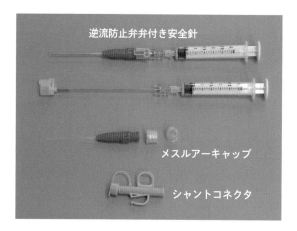

逆流防止弁弁付き安全針

メスルアーキャップ

シャントコネクタ

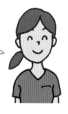

日頃の返血操作でもシャントコネクタを用いて閉鎖回路を作成することで動作に慣れていると、災害時に確実な操作を行うことができます。

シャントコネクタを用いることで出血せず、血液汚染が起こらない

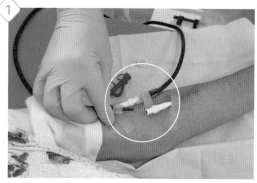

① 血液回路の先端をクランプしたのち、血液回路と留置針の接続を解除する
写真では逆流防止弁付き安全針を用いているため、留置針からの出血が起こらない

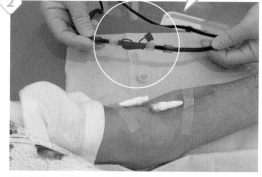

② 静脈側も同様に、血液回路と留置針の接続を解除する
シャントコネクタを用いて、血液回路を閉鎖回路にする

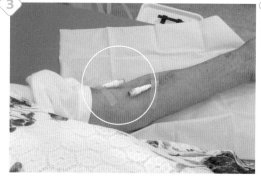

③ メスルアーキャップで留置針の回路接続部を保護する

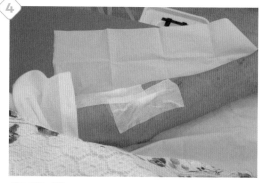

④ 留置針が抜けないよう、テープでしっかり固定する。抜針事故を防ぐ回路固定のテープの貼り方（⇒P113）も参照

※下落合クリニックでの緊急離脱方法

緊急離脱セット

　緊急離脱時に必要な物品をあらかじめ準備しておき、患者のベッド付近に配備することで、災害時に速やかに緊急離脱を行うことが可能となります。

◆ 緊急離脱セット内容

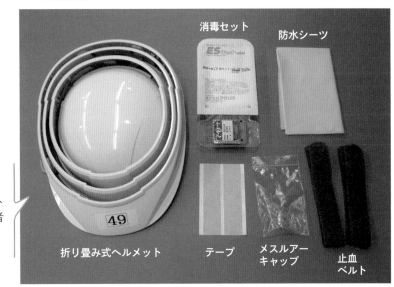

消毒セット　　防水シーツ

折り畳み式のヘルメット
を配備し、避難時の患者
の安全に配慮している

折り畳み式ヘルメット　　テープ　　メスルアーキャップ　　止血ベルト

◆ 緊急離脱セットの配置

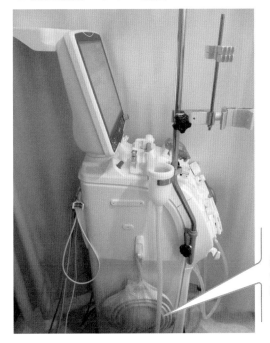

透析用監視装置の
側面に配備された
緊急離脱セット

POINT

　緊急離脱時に抜針せず、メスルアーキャップを用いて留置針を確保しておくことで、抜針後の止血不良による血液汚染を防ぐことができます。また、避難先で患者が体調を崩した場合、この留置針を点滴のルートとして使用することも可能です。

避難

　災害発生時にあわてて建物外へ飛び出すと、壁などの下敷きになって負傷する危険があるため、施設周辺の被災状況を確認し避難すべきかどうかを判断する必要があります。

　避難すると決まった場合には安全にそして速やかに行動できるよう、**日頃から繰り返し訓練をする**ことが大切です。

　混乱した状況を整理し組織的な行動が取れるように、必要な行動内容とその順番を示した**アクションカードの作成**も、災害に備えた対策となります。

◆ アクションカード

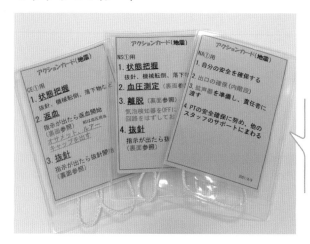

職種ごとに分けてアクションカードを準備し、災害時の行動内容とその順番を簡潔にわかりやすく記載する

POINT

施設内設備の点検や周辺情報の情報収集担当者をあらかじめ決めておき、避難時により明確な指示が出せるよう体制を整えておくことが大切です。

持ち出し袋の準備

　懐中電灯やラジオ、軍手などの防災グッズのほかに、避難先で医師が簡単な診療を行えるよう、降圧薬や経口カリウム吸着剤などの医薬品、衛生材料をまとめた**持ち出し袋**を準備しておきます。また、患者の情報をまとめた**透析患者個人票を作成**しておき、災害時にすぐ持ち出せるようナースカウンターなどに配備しておきます。

◆ 持ち出し袋の内容例

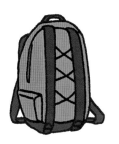

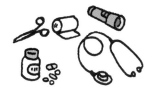

防災グッズ

軍手	懐中電灯
携帯ラジオ	電池

医薬品

乳酸リンゲル液	降圧薬	経口カリウム吸着剤
生理食塩水	ブドウ糖	

衛生材料

包帯	使い捨て手袋	ガーゼ
医療用テープ	輸液セット	シリンジ
酒精綿	生理用品	駆血帯
はさみ	血圧計	聴診器
動静脈留置用穿刺針(サーフロ針)	食品用ラップフィルム	オーラルケア用ガム

情報伝達

　災害はいつ発生するかわかりません。透析を行っていないときでも透析施設と患者との間で連絡が取れるよう、災害用伝言ダイヤル（171）や災害時優先電話、SNSなどの**情報伝達ツールを整えておく**必要があります。

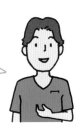

> 衛星電話や施設ホームページの掲示板などもよく利用されています。

　「普段通院している施設での透析が可能なのか？」「可能な場合の透析スケジュールはどうなのか？」「不可能な場合はどのような行動を取れば良いのか？」などの情報を、透析施設から患者へ迅速に連絡できるようにします。

　また、災害時には施設の被災状況を**日本透析医会災害時情報ネットワーク**や**各都道府県の災害時情報ネットワーク**に報告して自施設での透析の可否や支援透析の依頼などの情報を共有し、透析医療を円滑に患者に提供する必要があります。

　その他、平時より日本透析医会や各都道府県で行われる**情報伝達訓練に参加**し、地域の施設と連携体制を確立することも大切です。

● 日本透析医会災害時情報ネットワーク http://www.saigai-touseki.net/

(参考文献) 赤塚東司雄：透析室の災害対策.メディカ出版、2008年、34-37.

透析看護関連の略語

略称	英語	日本語
ABI	ankle-brachial pressure index	足関節上腕血圧比
ACDK	acquired cystic disease of the kidney	多嚢胞化萎縮腎
ANP	atrial natriuretic peptide	心房性ナトリウム利尿ペプチド
APD	automated peritoneal dialysis	自動腹膜透析
AVF	arteriovenous fistula	自己血管使用皮下動静脈瘻 自己血管内シャント
AVG	arteriovenous graft	人工血管使用皮下動静脈瘻 人工血管内シャント
BNP	brain natriuretic peptide	脳性ナトリウム利尿ペプチド
BUN	blood urea nitrogen	血中尿素窒素
BW	body weight	体重
CAKUT	congenital anomalies of the kidney and urinary tract	先天性腎尿路異常
CAPD	continuous ambulatory peritoneal dialysis	連続携行式腹膜透析
CDDS	central dialysis fluid deliver y system	セントラル透析液供給システム
CKD	chronic kidney disease	慢性腎臓病
CKD-MBD	chronic kidney disease-mineral and bone disorder	慢性腎臓病に伴う骨・ミネラル代謝異常
CL	clearance	クリアランス
CTR	cardiothoracic ratio	心胸比
CTS	carpal tunnel syndrome	手根管症候群
CVD	cardiovascular disease	心血管疾患
DSA	destructive spondyloarthropathy	破壊性脊椎関節症
DW	dry weight	ドライウェイト
ECUM	extracorporeal ultrafiltration method	体外限外濾過法
eGFR	estimated glomerular fi ltration rate	推算糸球体濾過量
ESA	erythropoiesis stimulating agent	赤血球造血刺激因子製剤
ESKD	end-stage kidney disease	末期腎不全
ETRF	endotoxin retentive filter	エンドトキシン捕捉フィルタ
FTU	finger tip unit	フィンガーチップユニット
GFR	glomerular filtration rate	糸球体濾過量
HD	hemodialysis	血液透析
HDF	hemodiafiltration	血液透析濾過
HF	hemofiltration	血液濾過
nPCR	normalized protein catabolic rate	標準化蛋白異化率
PAD	peripheral arterial disease	末梢動脈疾患
PD	peritoneal dialysis	腹膜透析
PTH	parathyroid hormone	副甲状腺ホルモン
PWI	plasma water index	血液濃縮率
TMP	trans membrane pressure	膜貫通圧
VA	vascular access	バスキュラーアクセス

INDEX

さくいん

監修者・著者略歴

松岡由美子（まつおか・ゆみこ）

医療法人財団百葉の会 上野透析クリニック看護師長。1985年〜日本医科大学付属第一病院ほか勤務。2013年より現職。日本看護協会認定看護師透析看護分野、慢性腎臓病療養指導看護師、透析技術認定士。2007年〜認定看護師教育センター非常勤講師。

花房規男（はなふさ・のりお）

東京女子医科大学 血液浄化療法科准教授。1994年東京大学卒業、2002年同大学院修了、2002年より東京大学医学部附属病院血液浄化療法部、2016年6月より現職。日本透析医学会、日本アフェレシス学会、日本病態栄養学会等理事。日本腎・血液浄化AI学会理事長。

Staff
イラスト・まんが　パント大吉
校正　大塚直子（夢の本棚社）
デザイン・DTP　熊谷昭典（SPAIS）　佐藤ひろみ
編集制作　株式会社童夢
編集担当　山路和彦（ナツメ出版企画株式会社）

本書に関するお問い合わせは、書名・発行日・該当ページを明記の上、下記のいずれかの方法にてお送りください。電話でのお問い合わせはお受けしておりません。
・ナツメ社webサイトの問い合わせフォーム
　https://www.natsume.co.jp/contact
・FAX（03-3291-1305）
・郵送（下記、ナツメ出版企画株式会社宛て）

なお、回答までに日にちをいただく場合があります。正誤のお問い合わせ以外の書籍内容に関する解説・個別の相談は行っておりません。あらかじめご了承ください。

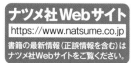

ナツメ社Webサイト
https://www.natsume.co.jp
書籍の最新情報（正誤情報を含む）はナツメ社Webサイトをご覧ください。

これならわかる！ 透析看護（とうせきかんご）〜観察（かんさつ）・ケア・トラブル対策（たいさく）・支援（しえん）〜

2022年6月3日　初版発行
2024年3月1日　第2刷発行

監修者・著者	松岡由美子（まつおかゆみこ）	©Matsuoka Yumiko, 2022
	花房規男（はなふさのりお）	©Hanafusa Norio, 2022
発　行　者	田村正隆	

発　行　所　株式会社ナツメ社
　　　　　　東京都千代田区神田神保町1-52　ナツメ社ビル1F（〒101-0051）
　　　　　　電話 03-3291-1257（代表）　FAX 03-3291-5761
　　　　　　振替 00130-1-58661

制　　　作　ナツメ出版企画株式会社
　　　　　　東京都千代田区神田神保町1-52　ナツメ社ビル3F（〒101-0051）
　　　　　　電話 03-3295-3921（代表）

印　刷　所　ラン印刷社

ISBN978-4-8163-7199-8　　　　　　　　　　　　　　Printed in Japan